$LYME

COMMENT LES CODES MÉDICAUX PORTENT UN COUP MORTEL À LA CORRUPTION ET À LA FRAUDE SCIENTIFIQUE

ou

MALADIE DE LYME

DENI ET FRAUDE
MARTYRS ET PROFITEURS

Sous-titre proposé par le Professeur Christian Perronne

(octobre 2019)

Copyright © 2018 Jenna Luché-Thayer.
Global Network on Institutional Discrimination, Inc.
Tous droits réservés.
ISBN 978-2-32222-605

Titre original:

$LYME
HOW MEDICAL CODES MORTALLY WOUND CORRUPTION AND SCIENTIFIC FRAUD

Traduction française:
Chantal Baumert, professeur de biologie médicale
Anne-Marie Cassoly, maître de conférences
Coordination et sponsoring: Günter Spill
Remerciements au Pr Christian Perronne pour sa préface et pour son aimable relecture
Conception technique: Bernhard Siegmund avec le concours la *Borreliose und FSME Bund Deutschland e. V.*

DÉDICACE

A mon mari Steve qui de longues années a vécu avec un Lyme non diagnostiqué. A 47 ans il épouse une femme qui dans l'engagement du mariage estime devoir agir au niveau mondial dans la lutte pour les droits de l'Homme pour les malades atteints de Lyme. Engagement total qui m'empêche de lui mijoter de bons petits plats.

A ma famille et à mes amis qui m'ont abandonnée, laissée tranquille puis en fin de compte m'ont à nouveau rejointe.

A ceux qui défendent les droits de l'Homme des personnes médicalement marginalisées et qui luttent pour vaincre la corruption dans le domaine des soins de la santé.

L'échec est impossible

Sommaire

Remerciements   1
Note aux lecteurs   2
Préface   4

PREMIÈRE PARTIE - LA RÉVÉLATION

Chapitre 1. Philadelphie 2016   12
Chapitre 2. Conférence de l'ILADS et le monde de $LYME   20
Chapitre 3. Lyme et les codes CIM : la révélation   23
Chapitre 4. La *Dream Team* contre $LYME   28

DEUXIÈME PARTIE - LE MONDE DE $LYME

Chapitre 5. Corruption internationale dans le secteur de la Santé   32
Chapitre 6. L'IDSA et les partenaires mondiaux de $LYME   40
Chapitre 7. $LYME et les tests diagnostiques   50
      1) Mentir et nier, nier, nier   53
      2) Réfuter les avancées techniques pour éliminer la concurrence   58
Chapitre 8. Invention de syndromes trompeurs pour dissimuler la maladie et refuser les soins   64
Chapitre 9. Falsification de statistiques et suppression de catégories   73

TROISIÈME PARTIE - COMPORTEMENT SOURNOIS DE $LYME

Chapitre 10. Manipulation de la vérité pour vendre du mauvais scientifique   82

1) Insulter publiquement Professeur Christian Perronne	82
2) Faire taire puis licencier Professeur Morten Laane	89
3) Désinformer, voire calomnier, pour cacher le manque d'arguments scientifiques Dr. Johan Bakken et Dr. Art Weinstein	92
4) Récompenser la mauvaise conduite des acteurs de $LYME Dr James Calvert	94
5) Menacer de soustraire les enfants à l'autorité parentale	97
6) Si tout le reste échoue – Euthanasier Tabitha Nielsen et Teike van Baden	100

QUATRIÈME PARTIE - DROITS DE L'HOMME
UNE BATAILLE ACHARNÉE

Chapitre 11. Camouflage requis pour lutter contre $LYME	106
$LYME en action au Libéria	112
Combat pour les droits de l'Homme	114
Droits de l'Homme applicables	116
Violation des droits des patients et de leurs défenseurs	119

CINQUIÈME PARTIE - LA CIM-11 FRAPPE LES
DÉTRACTEURS

Chapitre 12. Rejet du slogan de $LYME : *"Facile à diagnostiquer, à traiter et à guérir "*	124
Le nouveau visage mondial de Lyme	126
Remarques	130

Résumé des nouveaux codes CIM-11	132
Elaboration des codes de la CIM-11 de l'OMS	135

Chapitre 3. $LYME réagit à la CIM-11 par un silence de mort
- Groupe fédéral américain de travail sur les maladies à tiques — 140
- Groupes de défense des droits des malades de Lyme — 146
- Manipulation et déni autour de la CIM — 151

SIXIÈME PARTIE - MOBILISATION MONDIALE

Chapitre 14. Opportunités mondiales — 156
- Connaître les codes et les utiliser — 157
- Exiger un changement de cap politique — 159
  1) Prévention de la démence, d'Alzheimer et autres maladies neurodégénératives — 159
  2) Prévention de Lyme - pas seulement des tiques — 160
- Mobilisation mondiale — 161
- Appel — 162

REMERCIEMENTS

J'aimerais remercier Ken Liegner pour son engagement indéfectible envers la communauté vulnérable des patients atteints de la maladie de Lyme; il m'a incitée à devenir une militante.

Merci beaucoup à Joe Burrascano d'avoir mis, gracieusement à la disposition de tous, ses directives de traitement de la maladie de Lyme. Ce guide a été utilisé par mon infirmière de la région du Tennessee (sud des Etats-Unis) pour mettre fin à ma terrible infection de Lyme arrivée à un stade chronique avancé.

Un grand merci à David Skidmore, un homme incroyable qui m'a rappelé que l'humour a le pouvoir de démasquer et de vaincre le mal. Il m'a proposé de coopérer à ce travail.

Mes remerciements vont à la dynamique équipe mère-fille, Cozette et Nicole Moysa, mes rédactrices en chef, mes alliées et amies.

Un grand merci à la *Dream Team* extraordinaire qui a contribué bénévolement aux rajouts historiques, dans la Classification internationale des maladies (CIM), de codes pour la maladie de Lyme. Leurs recherches m'ont aidée à façonner le livre, $Lyme. Pour plus d'informations sur ces sujets, veuillez lire les rapports inclus dans les documents des Nations Unies de 2017 et 2018.

- *Updating ICD11 Borreliosis Diagnostic Codes* (Mise à jour des codes de diagnostic de la borréliose, CIM-11) 1ed. 29 mars 2017, ISBN-10: 1978091796, ISBN-13: 978-1978091795, Copyright © 2017 – disponible sur Amazon.

- *The Situation of Human Rights Defenders of Lyme and Relapsing Fever Borreliosis Patients*: 1ed. 6 Mars, 2018 ISBN-10: 1722988061, ISBN-13: 978-1722988067 Copyright © 2018 – disponible sur Amazon

Enfin, j'aimerais remercier tous ceux qui tentent de faire obstruction à mon lobbying parce qu'ils jettent de l'huile sur mon feu.

NOTE AUX LECTEURS

$Lyme est la fraude et toute la corruption entourant l'épidémie mondiale de la borréliose de Lyme. Le titre $Lyme [1], est un admirable jeu de mots de son auteur dont chacun découvrira le travail au cours de sa lecture.

---

1) **$Lyme** a plusieurs connotations:
    a) littéralement « *dollar Lyme* » est en anglais, un habile jeu de mot, mais intraduisible en français comme en allemand. Réunir les termes borréliose de Lyme et des intérêts financiers (dollar), aboutit à <$Lyme>
    b) le mot « $Lyme » dans sa prononciation est semblable au mot anglais <Slime> ou <Schleim> en allemand, désignant le biofilm derrière lequel se cache les borrélies. C'est gluant. Il désigne aussi le mucus ou la glu derrière laquelle se cachent les corrompus.
    c) En français ce terme <slime> désigne une pâte à la mode, gluante, colorée, qui fait du bruit et dont raffolent les enfants.
    (Note des traducteurs ou NdT par la suite).

Les informations médicales et scientifiques contenues dans cette publication ne sont fournies qu'à titre indicatif. Ces données ne peuvent être considérées ou utilisées :

    a) comme un substitut aux conseils, diagnostics ou traitements médicaux,

    b) ni nécessairement refléter la position officielle de l'auteur, de l'illustrateur et du *Global Network on Institutional Discrimination, Inc.* ou de ses directeurs, dirigeants, consultants ou bénévoles.

Les conseils pour l'examen, le traitement ou les soins des malades doivent être obtenus en consultant un médecin qui examine le patient ou qui connaît ses antécédents médicaux. L'auteur, l'illustrateur et le *Global Network on Institutional Discrimination, Inc.* ainsi que ses administrateurs, dirigeants, consultants ou bénévoles ne donnent aucune garantie de quelque nature que ce soit concernant cette publication, y compris sur l'exactitude, l'exhaustivité, l'actualité ou la fiabilité des informations.

Toutes ces garanties sont explicitement exclues et non applicables et tout recours à ce titre sera non recevable.

PRÉFACE

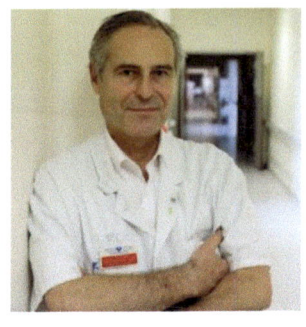

Jenna Luché-Thayer est une femme d'exception, américaine avec une lointaine origine française comme l'indique une partie de son nom, mais surtout un héros planétaire comme le montre son parcours hors du commun.

Professeur Christian Perronne

Jenna est née en Indochine française, dans un petit village au nord de Saïgon, avant l'entrée des Américains dans la guerre du Viêt Nam. Ses parents y travaillaient comme volontaires pour développer des projets agricoles auprès de communautés rurales. Elle a grandi en Asie du Sud-Est et en Afrique de l'Ouest, expliquant sa maîtrise de la langue française. Ses parents lui ont appris à s'investir sans retenue pour les autres.

Dès l'enfance, Jenna a travaillé comme volontaire, tout d'abord auprès d'enfants dans une léproserie en Thaïlande, le McKean Leprosy Hospital situé à proximité de Chang Maï. Elle s'occupa aussi des enfants dans l'enceinte du village. Après la sécheresse et la famine au Sahel, le manque de nourriture dura longtemps. C'est pourquoi Jenna décida d'aller au Burkina Faso pour distribuer des aliments aux enfants dénutris et affamés. Par la suite, elle a servi comme volontaire dans le *Peace Corps* (équivalent américain de la coopération française) dans une communauté rurale située dans une région reculée des montagnes de l'Atlas tunisien.

Après ses bons et loyaux services dans le *Peace Corps*, Jenna a été promue à un poste de Conseillère principale auprès du gouvernement américain. A ce poste, Jenna a pris à bras le corps l'immense problème des violences conjugales, permettant leur reconnaissance comme violation des droits de l'Homme. Elle a œuvré pour l'implication internationale dans la lutte contre le trafic de femmes et d'enfants. Toutes ces actions exemplaires ont permis l'élaboration de rapports sur les droits de l'Homme dans le monde, sur la violence conjugale, le trafic d'êtres humains et la violence sexiste.

Jenna a été la première femme nommée Conseillère technique principale pour le Fonds d'Equipement des Nations Unies. Cette agence de l'Organisation des Nations Unies (ONU) a été créée pour aider les populations les plus marginalisées dans les pays les plus pauvres du monde.

Au fil des années, Jenna a pu constater autour d'elle un nombre croissant de malades atteints de la forme chronique de la maladie de Lyme, maladie infectieuse transmise par piqûre de tique et due à des espèces bactériennes du genre *Borrelia*. Beaucoup de ces malades sont en souffrance profonde, désespérés car rejetés par la communauté médicale et ainsi plongés de force dans une errance qui peut durer des années voire des décennies. Cela peut conduire le malade perclus de douleurs, souvent affaibli, parfois paralysé, à la marginalisation par perte de son emploi, au rejet de la part de sa famille et de ses amis pouvant aller jusqu'à la désocialisation, la mort à petit feu ou le suicide.

Une des principales causes de la non prise en charge des malades est l'absence de développement de tests diagnostiques fiables et pour les quelques malades diagnostiqués, la volonté d'un groupe d' « experts », imposée aux sociétés savantes du monde entier, de limiter les traitements antibiotiques à deux ou trois semaines. Ces individus refusent des traitements plus longs, qui seuls peuvent améliorer ou guérir ces patients. De par son expérience asiatique et africaine sur le terrain, en zones rurales, Jenna a pu constater avec des médecins et des vétérinaires les ravages, aussi bien chez les animaux d'élevage que chez les humains, des fièvres récurrentes dues à d'autres espèces de *Borrelia* et transmises, selon les espèces bactériennes, par les tiques ou par les poux. De nombreuses publications scientifiques réalisées en Afrique montrent qu'une proportion très importante de fièvres élevées sont des fièvres récurrentes à *Borrelia* et non des paludismes. Pourtant, aucun test diagnostique de routine n'a été développé. C'est pourquoi, en 2016, afin de défendre les droits de l'Homme, Jenna a pris l'initiative de rassembler des experts du monde entier pour faire face à la crise des millions de personnes souffrant de la maladie de Lyme chronique et des fièvres récurrentes.

Les travaux du groupe ont permis de rencontrer à Genève des Rapporteurs spéciaux des Nations-Unies. Ainsi, la violation des droits de l'Homme que représente le déni des formes chroniques de ces maladies à *Borrelia* est maintenant inscrite dans des rapports à l'ONU. Sous la houlette de Jenna, ces actions ont contribué en 2018 à la modification par l'Organisation Mondiale de la Santé de la 11ème édition de la Classification internationale des maladies (CIM-11). Cela a permis d'inclure des codes de diagnostic pour des formes graves potentiellement mortelles de ces infections borréliennes. Cela parait anodin, mais sur le plan international, une maladie sans code n'existe pas. Au niveau mondial, le problème de santé publique est colossal, quand on sait que ces syndromes chroniques attribués à la maladie de

Lyme peuvent être dus à d'autres microbes, bactéries, parasites ou virus responsables d'infections inapparentes, appelées crypto-infections, pour lesquelles on ne dispose le plus souvent d'aucun test diagnostique. L'omerta institutionnelle sur la maladie de Lyme, exposée dans cet ouvrage, a jeté dans les oubliettes de la recherche toutes les autres crypto-infections.

Jenna est une baroudeuse qui a plus de 30 ans d'expérience sur le terrain, au contact des populations faibles ou exclues, dans 42 pays répartis sur toutes les régions du globe. En plus d'être une femme d'engagement et de dévouement pour les autres, elle connait tous les rouages et les arcanes de la politique internationale. Elle est reconnue comme un expert qualifié et unique en son genre sur les questions cruciales de la transparence, de l'exigence de rendre des comptes, de la vérification des données et des sources, des droits de l'Homme et de la représentation politique des groupes marginalisés. Jenna a mené des travaux approfondis avec de nombreux gouvernements, de multiples agences de l'ONU, des organisations non gouvernementales, des associations caritatives, mais aussi le monde des entreprises. Elle a dirigé de nombreuses équipes multidisciplinaires internationales. Jenna est l'auteur de plus de 75 publications dans son domaine d'expertise.

Ses actions exemplaires lui ont fait octroyer plusieurs récompenses dont l'*International Woman's Day Award for Exemplary Dedication and Contibutions to Improving the Political and Legal Status of Women* (Gouvernement américain) ; *Highest Ranking Technical Area in Accomplishment, Innovation and Comparative Advantage for United Nations Capital Development Fund* (Fonds d'Equipement de l'ONU) ; et *the International Lyme and Associated Diseases Society (ILADS) Power of Lyme Award 2018.*

Quand Jenna m'a contacté pour me joindre à son groupe international d'experts, j'ai accepté avec plaisir et nous avons travaillé par courriels. Je l'ai rencontrée en 2017 à Genève pour la première réunion à l'ONU. En plus d'être une grande professionnelle, Jenna est une personne très conviviale dont le rire ne passe pas inaperçu et peut vite devenir contagieux. Nous avons très rapidement sympathisé.

Son livre, $Lyme, est un condensé de son enquête minutieuse alimentée par les témoignages, les indices ou les preuves des actions de désinformation orchestrées par un petit groupe et relayées auprès de toutes les sociétés savantes, pour entretenir dans le monde l'idée d'une maladie de Lyme " rare, facile à diagnostiquer et à traiter ". Visiblement, le négationnisme sur la maladie de Lyme et les autres borrélioses a des racines qui n'ont rien de médical. Ce livre est court mais dense. Il se lit comme un roman policier et vous aurez des frissons en découvrant un monde de mensonge et de corruption.

Cela m'a fait plaisir de lire le point de vue de Jenna sur la situation en France, où il y a eu une ouverture politique certaine. Malheureusement en 2019, la situation est encore loin d'être gagnée dans notre beau pays, tant les oppositions deviennent massives et violentes. Le dernier exemple est la désignation ubuesque par le Ministère de la santé de cinq Centres de référence hospitaliers pour la prise en charge des malades de Lyme. En effet, ces centres sont tous tenus par des médecins déclarant publiquement que les tests diagnostiques sont parfaitement fiables, ne pas croire à la forme chronique de la maladie et refuser de suivre les recommandations officielles de la Haute Autorité de Santé, alors que toutes ces données sont abondamment publiées dans les journaux scientifiques. C'est un comble d'officialiser et de financer des centres programmés pour rejeter les malades ou les envoyer en psychiatrie. C'est d'autant plus grave et choquant que la recommandation officielle de la Haute Autorité de Santé était d'inclure des représentants de malades de Lyme et des médecins Lyme dans l'organisation et le suivi des centres, ce qui n'a pas été fait. Cela représente une grave violation de la démocratie sanitaire, qui prône pour toutes les maladies que les patients soient au cœur des processus décisionnels.

$Lyme nous montre à quel point le problème n'est pas cantonné à quelques pays, mais représente un scandale mondial effarant[2], touchant tous les continents. Cette version du livre en langue française permettra d'éveiller les consciences dans le monde francophone sur cette pandémie. Dans beaucoup de pays, les dénégateurs deviennent très mal à l'aise et même agressifs, car il n'échappe pas à un esprit éclairé que la science est du côté des médecins qui reconnaissent la maladie de Lyme chronique et la soignent au quotidien.

Il faut saluer les remarquables dessins de David Skidmore, auteur des *Lyme Loonies* qui décrit merveilleusement, avec un humour parfois glaçant, le monde impitoyable des victimes de la maladie de Lyme. Je le remercie de m'avoir perché sur la tour Eiffel dans un de ses dessins. J'essaierai d'en redescendre sans dommage,

---

2) Voir aussi son dernier ouvrage – Pr Christian PERRONNE, *Y a-t-il une erreur qu'ILS n'ont pas commise ? Covid-19: l'union sacrée de l'incompétence et de l'arrogance*, 2020, Albin Michel.

après la reconnaissance mondiale de la maladie de Lyme et des autres crypto-infections.

Professeur Christian Perronne
Chef du Département des Maladies infectieuses et tropicales
Hôpital Universitaire Raymond Poincaré
Assistance Publique – Hôpitaux de Paris
Université de Versailles – Saint Quentin – Paris Saclay
France

Speak the truth but leave immediately after or stay.
Dites la vérité mais partez immédiatement après.
Proverbe

Ou restez
Jenna Luché-Thayer

PREMIÈRE PARTIE

LA RÉVÉLATION

In a time deceit, telling the truth is a revolutionary act.

En ces temps d'imposture, dire la vérité
est un acte révolutionnaire.
George Orwell

Chapitre 1: Philadelphie 2016

C'était une journée orageuse et grise de novembre à Philadelphie lorsque j'ai rencontré le Dr Ken Liegner, à la conférence annuelle de l'ILADS (*International Lyme and Associated Diseases Society*) en 2016.

J'étais assez excitée de rencontrer Ken. J'avais lu son livre *In the Crucible of Chronic Lyme Disease*. Le livre de Ken relate méticuleusement la malhonnêteté scientifique et les pratiques médicales contraires à l'éthique durant des décennies. Il décrit les violations des droits de l'Homme à l'encontre des personnes souffrant de la maladie de Lyme [3] y compris l'exécution d'une femme ayant une maladie de Lyme confirmée.

Ken a la réputation mondiale de lutter contre le traitement cruel et inhumain des personnes vivant avec les conséquences dévastatrices de Lyme et de ses co-infections. Depuis 40 ans, il se consacre à la prise en charge médicale des personnes souffrant de ces maladies.

---

3) La maladie de Lyme est le nom américain d'une forme de borréliose, du nom de la petite ville de Lyme, où la maladie a été découverte pour la première fois aux Etats-Unis avant d'être associée à la borréliose déjà connue en Europe. Les termes: Lyme, maladie de Lyme, borréliose de Lyme seront utilisés comme synonymes dans ce livre [NdT].

J'avais beaucoup appris du travail de Ken et des pressions exercées par d'autres personnes qui s'engageaient à faire connaître la vérité sur la maladie. J'ai découvert que la borréliose de Lyme, aussi connue sous le nom de maladie de Lyme ou Lyme, est causée par des bactéries sous le nom de *Borrelia,* qui sont présentes partout dans le monde. Une maladie de Lyme, non détectée ou mal soignée, peut entraîner des complications potentiellement mortelles, y compris de nombreuses maladies neurodégénératives, dont la démence. Il a été prouvé qu'elle pouvait être transmise de la mère à l'enfant avec des complications potentiellement mortelles.

Plus de 300 espèces de *Borrelia* sont actuellement connues dans le monde, dont 103 sont capables de provoquer des infections chez l'homme et les animaux à sang chaud. De nouvelles espèces et souches de borrélies continuent à être identifiées et la surveillance montre que la maladie de Lyme a augmenté en fréquence et s'est propagée dans le monde au cours des quatre dernières décennies.

Ken est également membre de longue date de l'ILADS, l'une des rares sociétés médicales au monde qui se spécialise dans le traitement des personnes atteintes de maladies transmises par les tiques.

J'ai assisté à la conférence de l'ILADS pour acquérir plus de connaissances médicales et scientifiques au sujet de cette maladie complexe. En 2012, après des années de diagnostics erronés, dont le lupus et la sclérose en plaques (SEP), on m'a finalement diagnostiqué la maladie de Lyme [4].

Après six mois d'antibiothérapie et autres traitements médicaux[5], je n'ai plus manifesté de symptômes de lupus ni d'aucune des trois maladies auto-immunes précédemment diagnostiquées [6].

Mon rétablissement m'a fait entrer dans une période de grâce heureuse suite à cette maladie débilitante et a déclenché en moi un besoin d'engagement pour aider ceux qui se sont vu refuser le diagnostic et le traitement de la borréliose. C'est ce qui m'a incitée à prendre mon bâton de pèlerin et à utiliser mes trois décennies d'expérience professionnelle et de recherche dans 42 pays pour étudier cette situation.

Je suis une ancienne conseillère principale du gouvernement américain et des Nations Unies (ONU). Mon expertise

---

4) Un diagnostic de Lyme a été envisagé parce qu'une amie d'enfance, du corps médical de l'Université Johns Hopkins, a suggéré de faire un test de dépistage affirmant que les protocoles de traitement préconisés par la Société américaine de maladies infectieuses (IDSA) échouaient en général chez les personnes au stade d'un Lyme chronique.

5) Une infirmière était disposée à prescrire les thérapies proposées par le Dr Joe Burrascano, membre fondateur de l'ILADS. Voir J. Burrascano Jr, MD, *Advance Topics in Lyme disease Diagnostic Hints and Treatment Guidelines for Lyme and Other Tickborne Illnesses* [Conseils de diagnostic et directives de traitement pour la maladie de Lyme et autres maladies à tiques], Seizième édition, octobre 2008.

6) L'IRM a montré des lésions cérébrales semblables à celles de la sclérose en plaques, cependant les symptômes neurologiques ont disparu pour la plupart après le traitement antibiotique à long terme.

concerne la transparence et la responsabilité, la corruption et les droits de l'Homme [7]. Je voulais savoir pourquoi il m'a fallu des années pour obtenir le bon diagnostic pour cette maladie potentiellement mortelle. Je voulais aussi mieux comprendre pourquoi il était si difficile d'obtenir des soins médicaux adéquats pour une maladie qui peut facilement être contractée partout aux États-Unis et dans toutes les régions du monde.

Les vecteurs de maladies tels que les moustiques et les tiques sont partout et les maladies à transmission vectorielle posent donc un défi notoirement difficile à relever pour les systèmes de santé publique. Par exemple, près de la moitié de la population mondiale est menacée par les piqûres de moustiques et même les meilleures pratiques de prévention n'arrivent qu'à réduire le nombre de piqûres. Dans les zones d'endémie, la plupart des personnes sont infectées par le paludisme même si elles ne présentent aucun signe évident de maladie.

Selon le Fonds des Nations Unies pour l'enfance ou UNICEF, plus d'un million de personnes meurent du paludisme chaque année. Le paludisme tue un enfant toutes les 30 secondes et la plupart de ces enfants ont moins de cinq ans. Plus de 40 % de la population mondiale vit dans des zones où sévit le paludisme, et l'on sait qu'environ 300 à 600 millions de personnes souffrent d'une infection active chaque année.

---

7) Chargée de missions internationales pour le gouvernement américain, il fallait lutter contre la corruption et veiller à ce que les services soient assurés aux personnes marginalisées.

J'ai vécu et travaillé dans de nombreuses régions du monde où le paludisme est endémique et, à un moment donné, des tests diagnostiques ont montré que je portais quatre souches différentes. Bien que je sois porteuse de l'infection palustre, je n'ai été réellement malade que quelques fois. Mes traitements antipaludiques n'ont pas éliminé les agents pathogènes de mon corps mais ont plutôt réduit l'infection à un point tel que je n'ai plus montré aucun signe actif de maladie. Pour cette raison, je ne suis pas autorisée à donner mon sang.

Comme les moustiques, les tiques sont répandues dans le monde entier. Peu de gens savent combien de piqûres de moustiques ils ont eues, et peu savent combien de piqûres de tiques ils ont eues. Les nymphes sont des tiques immatures et sont porteuses de nombreuses maladies. Elles ont la taille d'un grain de pavot et peuvent aspirer le sang des humains, transmettre des infections et se détacher rapidement.

Enfant, j'ai passé de nombreuses années en Asie et en Afrique, où il y avait peu d'infrastructures médicales et mes parents attachaient une grande importance à la prévention des maladies. J'ai mené une vie active à l'extérieur, notamment en vivant et en travaillant partout dans le monde dans des communautés agricoles, en faisant de la randonnée dans la nature sauvage, en m'amusant dans mon jardin fleuri, en campant, en faisant du sport et en pique-niquant sur l'herbe. Mes nombreux animaux de compagnie étaient présents lors de mes activités de plein air. Malgré mes efforts de prévention, j'ai eu d'innombrables piqûres de moustiques et de tiques avec des tiques bien ancrées.

Ma formation universitaire en science, axée sur la biologie, m'a été utile pour passer en revue l'information scientifique et médicale sur la maladie de Lyme. J'ai compris que, comme pour le paludisme, mon corps peut continuer à transmettre l'infection après le traitement. Tout comme mon infection palustre, mon infection de Lyme peut réapparaître si je ne prends pas soin de moi, si je suis très stressée, si je me blesse ou si je suis infectée par d'autres pathogènes.

J'ai découvert que la borréliose de Lyme sape mon système immunitaire, que *Borrelia* peut échapper à mon système immunitaire ainsi qu'à mes traitements antibiotiques et former des biofilms. Bien que les antibiotiques puissent tuer les borrélies des couches superficielles des biofilms bactériens, ils ne peuvent souvent pas pénétrer dans le biofilm pour éradiquer totalement l'infection. Il existe une multitude d'agents pathogènes qui forment des biofilms et causent des maladies parce que l'infection ne peut jamais être complètement éradiquée. Par exemple, des biofilms ont été trouvés dans les structures de l'oreille d'enfants souffrant d'otites qui ont réapparu même après plusieurs traitements.

Il existe également de nombreuses infections qui sont traitées avec succès mais qui ne disparaissent jamais. De telles infections deviennent latentes, sans symptômes évidents alors qu'elles continuent tranquillement à causer de graves dommages qui ne se manifesteront que plus tard. Ceci est bien connu pour la tuberculose, la syphilis et la borréliose qui cause la maladie de Lyme, ainsi que pour les co-infections.

Il y avait de fortes chances que je sois à nouveau infectée par le Lyme malgré les tentatives de prévention, car les tiques sont partout. J'avais accumulé différentes souches de paludisme pendant que je vivais et travaillais dans des zones à risque ; il y avait des chances que je continue à être infectée par différentes souches de borrélies.

J'ai compris que la seule façon de prévenir d'autres infections de la maladie de Lyme est de ne plus sortir ou de ne plus laisser entrer du monde extérieur dans sa maison. Pour quelqu'un qui aime la nature et qui travaille dans de nombreuses régions rurales du monde, cela n'était ni souhaitable ni possible.

Pour être honnête, chaque fois que je quittais la maison, je n'ai jamais pris la peine de porter des pantalons longs ni de tirer les chaussettes par-dessus, comme le recommandent les *Centers for Disease Control and Prevention* (CDC) pour prévenir les piqûres de tiques. Cependant, j'utilise des répulsifs efficaces contre les tiques lorsque je travaille à l'extérieur. A présent je m'inspecte des pantalons longs glissés dans les chaussettes lorsque je marche et, de retour au domicile, je m'inspecte ainsi que mes animaux à la recherche de tiques.

Je n'ai aucune confirmation médicale de ma première infection de Lyme. Cependant, à l'âge de 16 ans, j'avais des symptômes classiques de Lyme qui n'ont jamais été diagnostiqués comme une maladie particulière. À l'époque, j'étais une fille saine et athlétique avec, chaque jour pendant des heures, un entraînement de ballerine classique. J'aimais aussi le sport et la randonnée et je m'occupais des animaux.

Cet été-là, j'ai eu comme une grippe. Quelques semaines plus tard, j'ai développé une légère paralysie faciale. Pendant les trois mois qui ont suivi, j'ai souffert d'épuisement sévère et de douleurs corporelles générales avec gonflement considérable des articulations du genou et de la cheville. Mon médecin a mis cela sur le compte du sport et de la randonnée pédestre pour expliquer l'enflure de mes articulations, la fatigue et la douleur et m'a recommandé de mettre en veilleuse ces activités. Heureusement, après trois mois, ma douleur, ma fatigue et mon gonflement articulaire ont diminué et ma paralysie faciale est devenue moins visible.

Cette histoire n'est pas inhabituelle pour les personnes chez qui le diagnostic maladie de Lyme systémique tardive est posé. Bien que mon jeune système immunitaire était robuste, la maladie de Lyme s'infiltrait déjà dans tous les organes de mon corps et attendait le stress ou une blessure, une autre maladie ou l'affaiblissement inévitable de mon système immunitaire dû au vieillissement.

Traditionnellement, les stratégies recommandées par les systèmes de santé pour prévenir les maladies à transmission vectorielle comprennent des conseils sur la prévention, des diagnostics fiables et une gamme d'options thérapeutiques. Dans mes recherches, cependant, j'ai rapidement constaté que ce n'était pas le cas avec la maladie de Lyme ni avec d'autres maladies similaires induites par les borrélies.

Studies show that there is a close correlation between the perceived corruption and the actual corruption.
Des études montrent qu'il existe une corrélation étroite entre la corruption perçue et la corruption réelle.
Transparency International

Chapitre 2: Conférence de l'ILADS et le monde de $LYME

La conférence de l'ILADS en 2016 à Philadelphie a été un feu d'artifice d'activités, d'échanges scientifiques et médicaux novateurs. Ainsi, Ken et moi avons poursuivi nos discussions sur les violations des droits de l'Homme contre les patients atteints de la maladie de Lyme.

J'ai fait un compte-rendu à Ken de mes succès dans la reconnaissance des violations des droits de l'Homme sur des questions aussi difficiles que la traite des êtres humains et la violence conjugale flagrante.

J'ai demandé à Ken si nous pouvions réfléchir à la façon d'aborder la situation des droits de la personne dans le contexte de l'épidémie de la maladie de Lyme. Nous avons tous deux convenu que ces violations des droits de l'Homme sont largement fondées sur une combinaison de fraudes médicales, scientifiques et en matière d'assurance.

Pamela Wein-Traub, lauréate de l'*American Medical Writers Association Book Award*, identifie et décrit les raisons de la réponse atypique de la Santé publique, dans son livre *Lyme Cure* Unknown: *Inside the Lyme Epidemic*. Ce livre révèle comment l'assurance sape frauduleusement et de façon cupide les soins médicaux de ce groupe de patients et décrit d'autres preuves de corruption.

Mes recherches ont montré que la fraude et la corruption se pratiquaient à l'échelle mondiale et que de nombreuses institutions gouvernementales et de nombreux fonctionnaires sont impliqués. Il s'agit notamment d'un large éventail de techniques de surveillance et de diagnostic des maladies qui sont corrompues et soutiennent le déni de l'épidémie.

Le traitement des patients atteints de la maladie de Lyme, avec des médicaments non curatifs et dangereux, modificateurs de symptômes, génère des milliards de profits. En parallèle, le coût d'un traitement médical validé est injustement supporté par ceux qui souffrent de formes persistantes, tardives et complexes de la maladie. Une collusion rampante entretient le déni et les mécanismes de profit.

Découverte du monde de $Lyme !

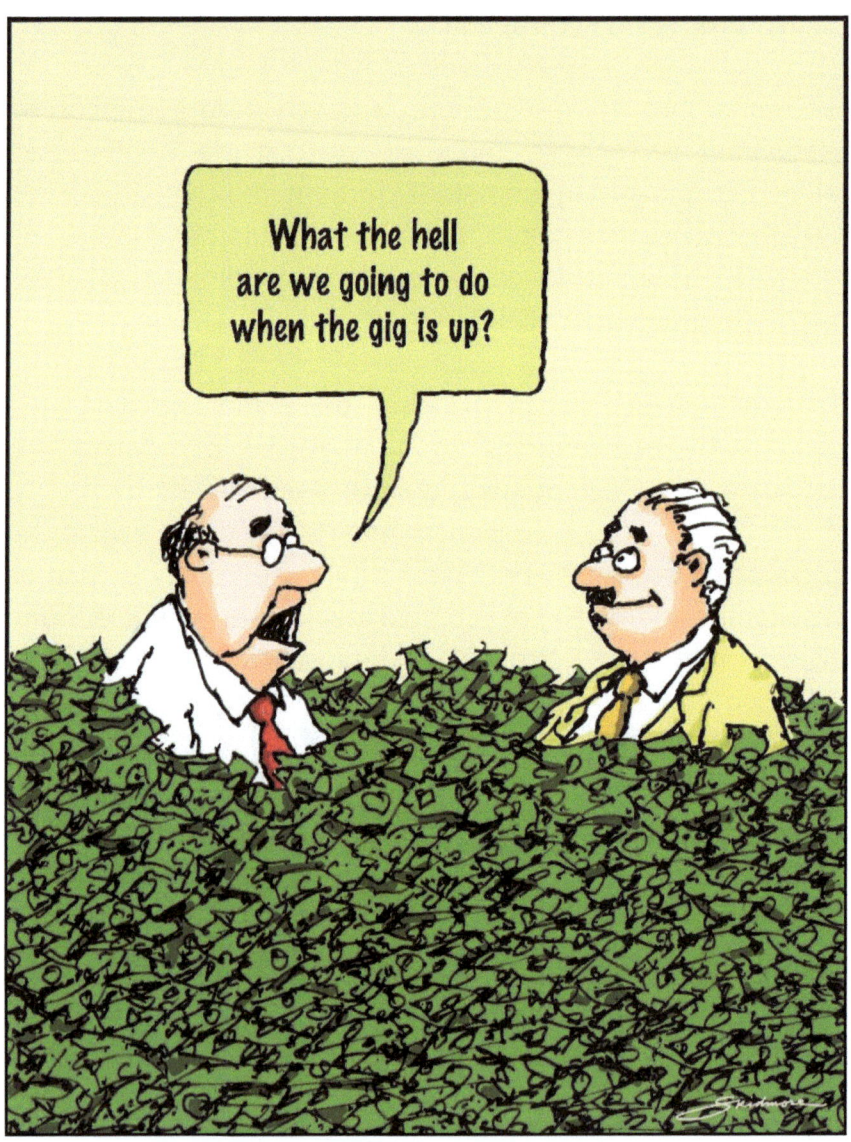

Fig. 1 - Bon sang, qu'est-ce qu'on est censé faire quand la partie sera terminée ?

If one is lucky, a solitary fantasy can totally transform one million realities.

Si quelqu'un a de la chance, une seule de ses idées peut se transformer en un million de réalités.

Maya Angelou

CHAPITRE 3: LYME ET LES CODES CIM LA RÉVÉLATION

Suite à la conférence de l'ILADS à Philadelphie, Ken et moi avons poursuivi nos échanges de vues. Je l'ai appelé ce même hiver de la Floride ensoleillée et il m'a rappelée de New York froide et enneigée. Entre nos coups de téléphone, j'ai continué à enquêter sur les cas de fraude dans le monde, de corruption et de violation des droits de l'Homme, concernant l'épidémie de la maladie de Lyme.

Début décembre 2016, Ken a montré son insatisfaction face au choix très limité des codifications pour établir un diagnostic différentiel de la maladie de Lyme avec un logiciel médical.

En effet les symptômes du patient sont entrés dans un programme médical qui recherche les correspondances avec les données saisies par le médecin ; il obtient une liste de différents diagnostics médicaux possibles selon les codes médicaux correspondants. Ces logiciels médicaux utilisés aux États-Unis, le sont aussi dans une grande partie du monde. Les mêmes codes, associés aux diagnostics individuels, servent également dans de nombreux pays aux compagnies d'assurance et aux systèmes de santé gouvernementaux, pour la facturation des traitements et le remboursement des frais médicaux.

La liste des symptômes pour diagnostiquer la maladie de Lyme détaille les manifestations de la phase aiguë de l'infection, par contre les nombreux signes qui apparaissent dans les stades tardifs sont absents du logiciel. Cela montre par exemple l'existence d'un code pour la polyneuropathie de Lyme, mais il est sous-utilisé car la polyneuropathie n'est pas décrite comme un symptôme aigu de la maladie.

Le logiciel n'est pas conçu pour diagnostiquer toutes les complications graves et potentiellement mortelles causées par la maladie de Lyme. L'absence de classification de ces aggravations fait que les formes tardives et chroniques de la maladie ne sont pas saisies dans le système informatique médical.

De plus, les codifications du diagnostic Lyme dans les phases chroniques n'existent pas, et par voie de conséquence les choix de traitement de ces complications graves sont inexistants dans ce logiciel utilisé par la plupart des médecins. Cette situation est un cercle vicieux sans issue.

Ken a ensuite fait référence aux codes médicaux de la Classification Internationale des Maladies (CIM).

...ET CE FUT LA RÉVÉLATION

En tant que conseillère principale auprès des Nations Unies, je connais parfaitement l'Organisation mondiale de la santé (OMS). Grâce à mes fonctions à l'ONU, j'ai également une bonne connaissance des rouages de cette organisation quant aux procédures des consultations. L'OMS, dans le système des Nations Unies, mène un vaste programme de plaidoyers et de consultations pour les codes de la Classification Internationale des Maladies, dits codes CIM [8].

Cette nomenclature est utilisée dans le monde entier pour caractériser et décrire les maladies, les blessures et les décès. Dans de nombreux pays, ces mêmes codes CIM sont utilisés, comme déjà indiqué, par les systèmes d'assurance et de remboursement des frais médicaux.

J'ai réalisé que nos efforts pouvaient profiter aux patients atteints de la maladie de Lyme un peu partout dans le monde si nous arrivions à convaincre les bons intervenants responsables de la révision des codes CIM.

Ce succès signifierait que des millions de personnes souffrant d'une maladie à un stade avancé et de complications persistantes auraient accès à des diagnostics et traitements qui répondent aux normes internationales reconnues !

---

8) En français **CIM:** Classification statistique Internationale des Maladies et des problèmes de santé connexes. En anglais et en allemand, on parle de **ICD** (*International Statistical Classification of Diseases and Related Health Problems*) [NdT].

En empêchant l'ingérence d'acteurs corrompus, de nouveaux codes de Lyme au stade des complications tardives et des maladies chroniques pourraient corriger des décennies d'exclusion médicale et de violations des droits de l'Homme pour ces patients.

Les nouveaux codes de la maladie de Lyme obligeraient les compagnies d'assurance et les systèmes de santé nationaux à reconnaître et à couvrir les traitements des formes complexes et persistantes de cette infection à un stade avancé !

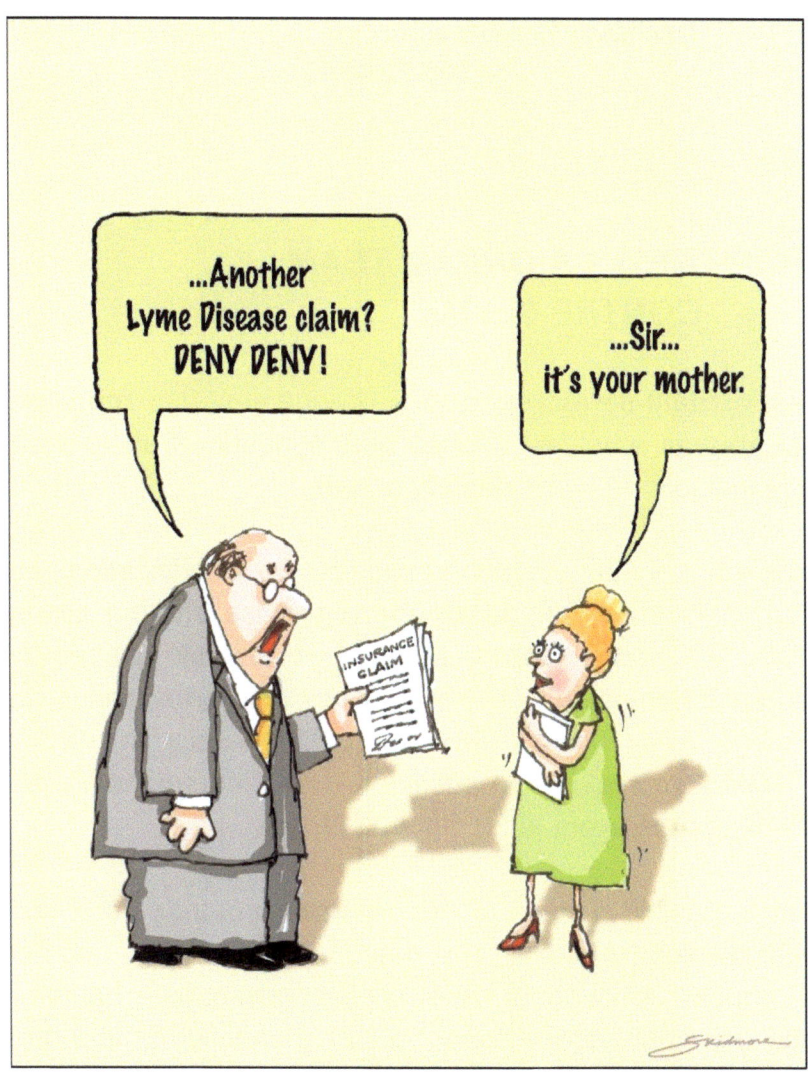

Fig. 2 *Encore quelqu'un qui revendique une borréliose de Lyme ? Refusez, refusez !*

Monsieur…, c'est votre mère.

Chance favors the prepared min
La chance ne sourit qu'aux esprits bien préparés
Louis Pasteur

CHAPITRE 4: LA *DREAM TEAM* CONTRE $LYME

C'est excitant de réaliser que le changement des codes de la CIM pourrait améliorer l'accès au diagnostic et au traitement de la maladie de Lyme dans le monde !

Cependant, il était évident qu'apporter des modifications dans cette codification CIM serait une entreprise énorme. Dans le passé, les codes étaient revus tous les dix ans environ. Heureusement l'OMS était encore aux dernières étapes de la onzième révision de la CIM-10 en CIM-11. Selon le calendrier de l'OMS, toutes les propositions de changements devaient être déposées avant le 30 mars 2017.

Etait-il possible d'apporter des refontes profondes aux codes Lyme de la CIM avant cette date ? Certainement, mais cela ne pouvait fonctionner que si des personnes hautement qualifiées et engagées étaient prêtes à sacrifier de leur temps comme bénévoles. Nous n'avions pas seulement besoin d'une *Dream Team* mais d'une équipe capable de déjouer les pièges perfides de la corruption.

La représentation au niveau international est essentielle lorsqu'il s'agit d'enjeux mondiaux comme la pandémie de la maladie de Lyme. La représentation multirégionale est aussi une condition préalable à la crédibilité d'un groupe d'intérêt auprès de l'OMS et des autres agences des Nations Unies.

J'ai demandé à Ken et à quelques personnes de confiance qui défendent les droits des patients atteints de la maladie de Lyme s'ils seraient motivés pour former un comité informel et bénévole en vue de faire modifier les codes de la CIM-11 pour la maladie de Lyme. J'ai également demandé à mes partenaires de recommander et de recruter des professionnels médicaux et scientifiques pour se joindre à notre *dream team* afin d'approcher des experts des quatre coins de la planète.

Fin janvier 2017, notre *Dream Team* de bénévoles était composée de professionnels hautement qualifiés d'Amérique du Nord, d'Asie, du Pacifique, d'Afrique, d'Amérique du Sud, d'Europe de l'Est, de l'Ouest et du Nord.

Nombre de collaborateurs, experts en science et en médecine s'occupent de la maladie de Lyme depuis deux ou trois décennies. Les membres de la *Dream Team* ont tous fait des études supérieures publié des centaines de publications évaluées par des pairs. Ils agissent comme cadres, cliniciens et professeurs dans de nombreux centres scientifiques et de recherche de renom.

Certains membres conseillent régulièrement l'OMS et les Etats pour le développement des systèmes de santé, les procédures de veille sanitaire, les soins orientés pour les patients, les effets du vieillissement, les zoonoses et autres domaines d'expertise.

D'autres sont des experts en droit, en gouvernance, en économie, en réforme institutionnelle, en changements climatiques, en entraide et en droits de la personne. De plus, nous avons eu des membres qui ont travaillé en étroite collaboration avec le secteur privé, qu'il s'agisse de sociétés multinationales ou de centres d'enseignement privés locaux.

NOTRE DREAM-TEAM ÉTAIT RÉUNIE, PRÊTE À FONCER

On pensait que ces spécialistes scientifiques pourraient facilement revoir la classification de la CIM. Cependant, en janvier 2017, ils découvraient que les codes pour le Lyme demeuraient inchangés depuis leur intégration au système et ce depuis des décennies. Cette stagnation n'avait rien à voir avec la science et la médecine – mais était liée à de la fraude et de la corruption.

$Lyme est tout à la fois un ouvrage sur la fraude et la corruption qui entourent les épidémies mondiales de Lyme. Nos adversaires de $Lyme sont influents, nombreux et soutenus par certaines institutions les plus puissantes au monde. Il s'agit notamment des assurances et de l'industrie pharmaceutique dont les tentacules s'étendent sur nombre de sociétés médicales, d'universités et d'institutions gouvernementales.

$Lyme inclut également les gouvernements qui ne sont pas disposés à payer les frais médicaux de leurs militaires, de leurs fonctionnaires et de leurs citoyens touchés par cette maladie.

$LYME EST À LA FOIS IGNOBLE ET MONDIAL

By repetition each lie becomes an irreversible fact upon which other lies are constructed.

Chaque mensonge répété devient un fait irréversible sur lequel se construisent d'autres mensonges.

John Le Carré

DEUXIÈME PARTIE

LE MONDE DE $LYME

Corruption is a problem because it dilutes confidence In democracy's main institutions and violates fundamental equality principles.

La corruption est un problème parce qu'elle dilue la confiance dans les principales institutions démocratiques et viole les principes fondamentaux de l'égalité.

Transparency International

CHAPITRE 5: CORRUPTION INTERNATIONALE DANS LE SECTEUR DE LA SANTÉ

Le 24 octobre 2017, Dainius Pūras, Rapporteur spécial des Nations Unies sur le Droit à la santé, présentait un étonnant mémoire sur la corruption à l'Assemblée générale des Nations Unies. Il déclarait devant son auditoire:

" *Dans de nombreux pays, la santé est l'un des secteurs les plus corrompus, entraînant des implications significatives dans l'égalité et la non-discrimination des soins* ".

Ce haut responsable soulignait la normalisation de la corruption institutionnelle dans le domaine de la santé, tout comme l'influence corrompue de l'industrie pharmaceutique au niveau mondial. Il relatait en détail les actes et pratiques illégaux qui minent actuellement l'éthique médicale, l'efficacité des soins de santé, la justice sociale et la transparence.

De nombreux chercheurs souscrirent aux conclusions du Rapporteur spécial.

Peter C. Gøtzsche, ancien directeur du *Nordic Cochrane Centre* à Copenhague au Danemark, a mené des recherches approfondies sur la corruption mondiale des soins de santé par les grandes entreprises pharmaceutiques[9]. Gøtzsche a publié des ouvrages très appréciés sur le sujet, dont *Deadly Medicines et Organized Crime* (Médicaments mortels et crime organisé). Lui et d'autres spécialistes ont donné des conférences sur la transformation de la médecine en un système affairiste et sur la façon dont elle contribue à miner la pratique éthique et l'autonomie professionnelle des médecins.

Martin Shkreli, OxyContin et EpiPens sont des noms liés à la corruption dans les soins de santé. Martin Shkreli, ancien PDG de Turing Pharmaceuticals, a fait l'objet de critiques dans le monde entier, lorsque Turing, après avoir acquis la licence de fabrication du médicament antiparasitaire Daraprim (pyriméthamine), a augmenté le prix de 13,50 $ à 750 $. Le Daraprim est utilisé pour traiter les symptômes des patients infectés par le VIH et des personnes dont le système immunitaire est affaibli.

Les EpiPens contiennent des médicaments vitaux pour les personnes souffrant d'allergies potentiellement mortelles. Commercialisés par Mylan, ils ont peu de concurrence. Un paquet de deux dispositifs remplis d'adrénaline coûtait 56,64 $

---

9) Le centre Cochrane a été créé il y a 25 ans pour synthétiser les recherches médicales d'excellence afin de fixer les choix de traitement. Cochrane compte 11 000 membres de plus de 130 pays. Certains ont exprimé leur préoccupation face à l'influence croissante des intérêts pharmaceutiques et commerciaux au sein du groupe. Témoin le mémorable renvoi du directeur le Dr Gotzsche suite à un article, en juillet 2018, critiquant cette collaboration ; avec deux de ses collègues ils démontraient que le vaccin anti-HPV était incomplet et partiel.

US en 2007, puis coûtait 365,16 $ US en 2016, soit une hausse de près de 550%.

Purdue Pharma a généré des ventes d'environ 35 milliards de dollars grâce à la fabrication d'opioïdes et à leur vente sous la marque Oxycontin. L'entreprise a triché en présentant l'opioïde comme étant peu addictif. Les ventes sont passées de 48 millions de dollars en 1996 à près de 1,1 milliard de dollars en 2000 et, en 2004, OxyContin était devenu l'une des drogues les plus consommées aux États-Unis.

Dans un rapport aux clients du secteur de la santé daté du 10 avril 2018, Salveen Richter, analyste de Goldman Sachs, demandait:
" *La guérison des patients est-elle un modèle d'entreprise durable?* »
Salveen répondait:
" *Les remèdes contre les maladies ne sont pas bons pour les affaires - plus précisément, ils sont mauvais pour les profits à long terme* ".

Selon cette analyse, il était préférable en terme de profit de se concentrer sur les maladies ou affections courantes, telles le traitement du vieillissement. Qui d'autre que Salveen et Goldman Sachs savaient que le vieillissement est une maladie?

En septembre 2018, on a découvert que le médecin-chef du *Memorial Sloan Kettering Cancer Center* à New York avait omis de divulguer des relations financières de plusieurs millions de dollars avec l'industrie et des intérêts sur les participations des entreprises de soins de santé. Le Dr José Baselga a reçu des millions de dollars en honoraires en tant que consultant et omettait régulièrement de mentionner ces relations, lors de conférences scientifiques et dans ses articles. À cette date le PDG de l'hôpital n'avait pris aucune mesure corrective claire contre ces comportements plus que corrompus.

Le $Lyme que l'on trouve dans l'épidémie de la maladie de Lyme n'est pas aussi visible, évident ou simple que pour ces cas de corruption. De plus, la corruption du $Lyme n'a reçu que très peu ou pas du tout de couverture médiatique.

Ainsi le 10 novembre 2017, un groupe de patients atteints de la maladie de Lyme intentait une poursuite judiciaire contre l'IDSA (*Infectious Diseases Society of America*), dans l'affaire 5:17-cv-00190-RWS, devant la Cour américaine du district oriental du Texas, au motif de concurrence déloyale et conduite commerciale illicite. Les plaignants accusaient les assureurs de refuser la couverture des traitements de la maladie de Lyme, sur la base de recommandations biaisées élaborées par des consultants de l'IDSA qu'ils avaient rétribués.

L'action en justice antitrust a révélé que plus de 50 médecins de New York, du New Jersey, du Connecticut, du Michigan, de l'Oregon, de Rhode Island et du Texas avaient fait l'objet d'enquêtes, de mesures disciplinaires ou de perte d'autorisation d'exercice pour violation de ces recommandations. Selon l'acte d'accusation, nombre de ces médecins ont été dénoncés par les compagnies d'assurance à leurs tutelles médicales (équivalentes du Conseil de l'ordre) entre 1997 et 2000.

Cette procédure antitrust avec ses multiples éléments aurait dû normalement attirer l'attention des médias nationaux. C'est l'histoire de l'industrie toute puissante contre le citoyen de base, d'une épidémie incontrôlée qui galope à travers le pays et d'une épée de Damoclès sur la tête de chacun, qui court le risque d'être infecté et de se voir refuser un traitement.

Pourquoi cette histoire a-t-elle été ignorée par les mêmes médias qui rapportent d'autres histoires de corruption dans les services de santé ? L'une des raisons est que les assurances sont l'entreprise la plus puissante au monde, achetant le silence des médias sur leurs pratiques largement répandues de fraude et de corruption.

Les assurances–maladie, tout comme les assurances-invalidité, agissent activement pour éviter la prise en charge des patients souffrant de Lyme. Dès 2016, Jane Furer, gestionnaire de plate-forme pour la chaîne NBC de Comcast, me contactait pour enquêter sur le rejet de ses prestations d'invalidité de longue durée par MetLife, l'un des prestataires internationaux d'assurance santé. J'ai constaté que MetLife avait fait appel à l'un des médecins habituellement engagés par les assureurs, pour écarter le diagnostic et les complications de la maladie de Lyme au stade chronique et, par conséquent, pouvoir refuser toutes les prestations d'invalidité connexes.

Le refus des prestations d'assurance pour Jane l'a menée à une situation financière qui l'a forcée à retravailler contre l'avis de son médecin traitant. La santé de Jane s'est détériorée après son retour anticipé au travail. Une encéphalite auto-immune, un trouble convulsif et un bloc AV (trouble auriculo-ventriculaire du rythme cardiaque) lui ont été diagnostiqués. De toute évidence, MetLife mentait en affirmant n'avoir reçu aucun document pour sa demande actuelle.

Les acteurs de $Lyme comprennent l'industrie pharmaceutique, les compagnies d'assurance et leurs complices.

Si moi-même j'avais accepté mon diagnostic de sclérose en plaques (SEP) et de lupus, j'aurais dû prendre des médicaments très coûteux qui n'agissent que sur les symptômes pour le restant misérable de ma vie. Ces remèdes ou biothérapies [10], sont non curatifs et sont prescrits régulièrement pour un nombre croissant de maladies dégénératives chroniques de cause " inconnue ". En prenant ces biothérapies pour soigner la SEP et le lupus, mon infection systémique à *Borrelia* aurait davantage détruit ma santé.

Or ces biothérapies s'avèrent être la poule aux œufs d'or de l'industrie pharmaceutique. « *Big Pharma* » aurait gagné environ 50000 $ par année pour traiter mes symptômes chroniques. En 2018, la pharmacie m'aurait vendu pour plus

---

10) Selon le professeur Perronne: « Les biothérapies utilisées dans les maladies auto-immunes à composante inflammatoire reposent sur des anticorps spécifiques (dits monoclonaux) dirigés contre le TNF (*Tumor Necrosis Factor*). Le TNF est une substance naturelle qui active l'inflammation dans l'organisme. Ces anticorps anti-TNF soulagent donc fréquemment les signes et symptômes de maladies inflammatoires mais sans traiter la cause. Ils induisent une immunodépression modérée. Le traitement, s'il marche et s'il est bien toléré, est à vie. Leur coût est très élevé. (NdT) »

d'un demi-million de dollars en médicaments qui auraient endommagé davantage mon corps.

Désolée *Big Pharma* ! J'ai découvert que j'avais la maladie de Lyme à un stade avancé. L'infection a été traitée avec succès avec des antibiotiques génériques qui ont coûté environ 1000$ sur une période de six mois. *Big Pharma* a perdu en moi un patient-unité de profit qui aurait pu remplir ses poches avec plus d'un million de dollars.

La maladie de Lyme et les maladies similaires causées par la *Borrelia* sont répandues dans le monde entier. Imaginez les millions de personnes qui n'ont pas de diagnostic ou qui ont de faux diagnostics et sur le dos desquels profitent les fabricants de produits pharmaceutiques, en leur vendant des médicaments coûteux, inefficaces et dangereux pour leur santé.

Bien sûr, j'ai eu beaucoup de chance ! Bien des personnes qui souffrent de formes tardives, compliquées et persistantes de cette maladie ne sont pas diagnostiquées. Nombre de ceux qui obtiennent un diagnostic n'ont pas accès à des formes de traitement répondant aux normes validées à l'échelle internationale. Et parmi ceux qui ont accès à ces soins, beaucoup ont besoin d'une thérapie continue pour faire face à leurs symptômes.

Au-delà des produits pharmaceutiques, $Lyme concerne une grande diversité de personnes. De nombreux acteurs, des individus, des institutions privées et publiques engrangent des milliards de dollars grâce à tous ces conflits d'intérêts et à leur collusion. L'absence de codes précis de la CIM reflète et soutient toute cette fraude et cette corruption à la fois scientifique et médicale.

Certains des acteurs de $Lyme sont méthodiques mais ils sont accompagnés de prédateurs opportunistes, y compris ceux auxquels on ne pense jamais.

The controversy in Lyme disease research is a shameful affair. And I say that because the whole thing is politically tainted. Money goes topeople who have, for the past 30 years, produce the same thing -nothing.

La controverse dans la recherche sur la maladie de Lyme est une affaire honteuse. Et je dis çela parce que toute l'affaire est entachée pour des raisons politiques. L'argent va à des gens qui, au cours des 30 dernières années, ont toujours produit la même chose: rien.

Willy Burgdorfer
Découvreur de *Borrelia burgdorferi*

CHAPITRE 6: L'IDSA ET LES PARTENAIRES MONDIAUX DE $LYME

L'IDSA (*Infectious Diseases Society of America*) est une société médicale privée qui exerce une forte influence sur la politique de santé américaine et mondiale. Elle a de plus un rôle consultatif important auprès du Département américain de la Défense (DOD). De nombreux fonctionnaires responsables de la maladie de Lyme et des maladies transmises par les tiques sont membres de l'IDSA. Elle est étroitement liée à deux secteurs économiques puissants, les assurances et l'industrie pharmaceutique. En outre elle a une longue histoire de promotion des lois et des politiques de santé qui profite financièrement à ses membres [11].

---

[11] Voir le site Web de l'IDSA concernant les politiques et la législation favorisant les avantages financiers pour leurs membres.

Personnellement je connais des membres de l'IDSA qui sont d'une grande intégrité, et je suis sûre que la plupart sont des professionnels honnêtes, mais $Lyme semble toucher beaucoup de personnes. Il existe des médecins, spécialistes des maladies infectieuses, qui traitent leur propre maladie et celle de leur famille avec des cocktails d'antibiotiques sur une longue durée. Cependant, ces mêmes médecins n'offriront pas les mêmes options de traitement à leurs patients par crainte des attaques des compagnies d'assurance et de certains membres puissants de l'IDSA.

Les directives IDSA Lyme 2006 sont controversées et largement critiquées sur de nombreux points. Entre les années 1990 et 2007, 202 brevets relatifs aux *Borrelia* ont été délivrés aux membres de l'IDSA et à leurs partenaires commerciaux des organismes publics et privés. Ces détenteurs de brevets comprennent des auteurs et des contributeurs aux recommandations 2006 de l'IDSA sur la maladie de Lyme, mais aussi des personnes travaillant officiellement pour le gouvernement américain.

La plupart de ces conflits d'intérêts n'ont pas été rendus publiques lors de l'élaboration des Recommandations 2006 de l'IDSA [12]. Cette situation a été reprise par l'*Institute of*

---

12) Joseph G. Jemsek, MD, membre du collège des médecins (ACP), spécialiste AAHIVS, *White Paper for Connecticut Attorney General Richard Blumenthal on Conflicts of Interest in the 2006, Clinical Assessment, Treatment, and Prevention of Lyme Disease, Human Granulocytic Anaplasmosis, and Babesiosis* [Livre Blanc à l'intention du Procureur Général du Connecticut, Richard Blumenthal, sur les conflits d'intérêts en 2006, évaluation clinique, traitement et prévention de la maladie de Lyme, de l'anaplasmose granulocytaire humaine et de la babésiose] *in Clinical Practice Guidelines by the Infectious*

Medicine (IOM) pour en faire un cas d'école caractéristique sur les conflits d'intérêts, les biais en médecine et en sciences et d'autres mauvaises pratiques. L'IOM l'a publié en 2011 dans " *Clinical practice guidelines we can trust* " [13].

Bon nombre de ces brevets de Lyme décrivent une maladie qui n'a rien à voir avec celle décrite dans les Recommandations 2006 de l'IDSA sur Lyme. Par exemple, Raymond J. Dattwyler, co-auteur des recommandations, a déposé un brevet Lyme un an après leur publication. Le brevet indique:

> " *La maladie de Lyme est actuellement traitée à l'aide d'une gamme d'antibiotiques.... Cependant, un tel traitement ne réussit pas toujours à éliminer l'infection.*
> *Le traitement est souvent retardé par un diagnostic erroné, ce qui fait que l'infection évolue vers un état chronique dans lequel le traitement par les antibiotiques n'est souvent pas utile...L'un des facteurs contribuant à retarder le traitement est le manque de méthodes diagnostiques efficaces.* " [14]

Diseases Society of America -IDSA- [Recommandations cliniques de l'IDSA - Société américaine des maladies infectieuses] 2007.

13) Voir p. 56 de l'ouvrage collectif de Graham R, Mancher M, Wolman DM, Greenfield S, Steinberg E, *Clinical Practice Guidelines We Can Trust*. USA -IOM *Committee on Standards for Developing Trustworthy Clinical Practice Guidelines* [Guides de pratique clinique du Comité de l'OIM (États-Unis) sur les directives cliniques dignes de confiance] ; Washington (DC): National Academies Press (US) ; 2011. Source web: htttp://www.nationalacademies.

14) Brevet No. 7605248 *Recombinant constructs of Borrelia burgdorferi.*

Tableau des membres de l'IDSA et partenaires commerciaux détenant en 2007 des brevets Lyme

*Raymond J. Dattwyler (USA et à l'étranger) [15]
*Stephen Dumler (brevets américains)
Alan Barbour (USA et à l'étranger)
Stanley Stein & Hoffman-Laroche
Ira Schwartz & New York Medical College
Avant Immunotherapeutics
Aventis Pasteur
Baxter
Becton-Dickinson
Boston Medical Center Corp.
Biomerieux
Cambridge Biotech
Centres de prévention et de contrôle des maladies
Université de Columbia
Immunetics
Université Johns Hopkins
Clinique Mayo
Medimmune & Aventis
University of MinnesotaNational Institutes of Health & National Institute of Health
Institut des allergies et des maladies infectieuses du New York Medical College
Pasteur Mérieux/ Connaught
Rx Technologies
SmithKline Beecham (sous GlaxoSmith Kline)
État du Rhode Island
Texas A&M University
Université de Stone Brook (SUNY)

---

15) Ce sont deux co-auteurs des lignes directrices de l'IDSA 2006 avec les conflits d'intérêts non divulgués.

Tufts New England Nedical Center
Tufts US Patents avec Partech
GlaxoSmithKline
Université de Tulane
Université de Californie
Université du Connecticut
Armée américaine et Département de la santé et des services sociaux des États-Unis (HHS)
Vical Inc.
Viro Dynamics
Yale University & Yale's office of Cooperative Research Patents

La description de la maladie citée dans la plupart des 202 brevets de Lyme est en totale contradiction avec les recommandations de l'IDSA affirmant que le Lyme est *facile à diagnostiquer, à traiter et à guérir* [16].

Il est tout simplement incompréhensible qu'une maladie décrite comme *facile à diagnostiquer, à traiter et à guérir* suscite depuis des décennies l'intérêt du ministère de la Défense ou d'autres organismes fédéraux et engloutisse des millions de dollars en subventions de recherche gouvernementales.

---

16) Rapport de 2006 « Évaluation clinique, traitement et prévention de la maladie de Lyme, de l'anaplasmose granulocytaire humaine et de la babésiose » *in* Lignes directrices de l'IDSA (*Infectious Diseases Society of America*) »

$LYME EST UN GROS BUSINESS – TOUT COMME LES BREVETS $LYME

Entre 2007 et 2016, environ 950 bourses de recherche sur *Borrelia* ont été accordées par le gouvernement américain. Les institutions, ayant des liens avec les auteurs des Recommandations IDSA 2006 sur Lyme, ont reçu environ deux tiers de fonds de plus que les autres institutions. Ces récipiendaires ont bénéficié d'un flux constant de fonds et ont eu le privilège de pouvoir publier sur le sujet.

Malgré cet apport constant d'argent et de privilèges, les tests recommandés et les traitements présentés dans les Recommandations 2006 de l'IDSA sont presque identiques aux directives originales de l'IDSA datant de 2000. Ils seront à nouveau promus par l'IDSA en 2019. Aucun progrès donc en 19 ans – à l'exception du nombre de personnes gravement malades, handicapées et décédées !

Par contre le nombre de membres de l'IDSA et de leurs acolytes qui ont fait carrière avec les dollars du $Lyme, sans améliorer ni le diagnostic ni le traitement, demeure inconnu.

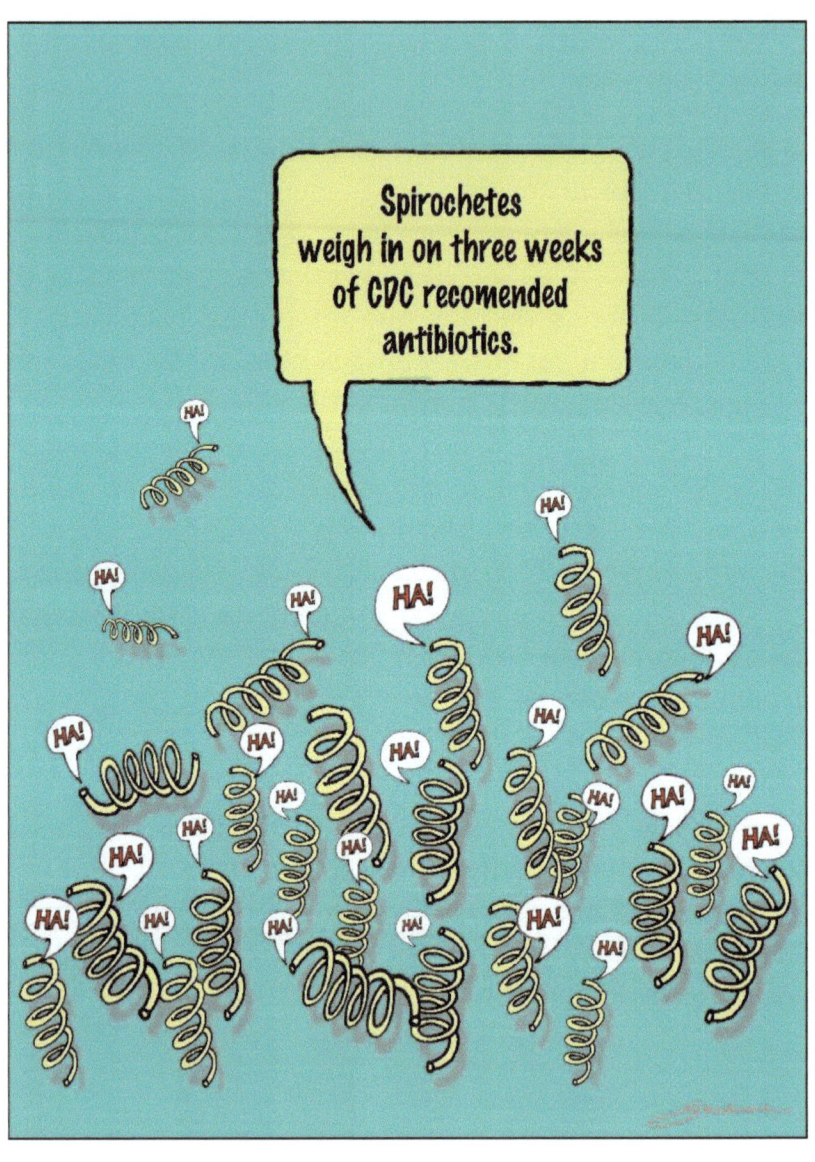

Fig. 3- *Les spirochètes font entendre leur voix après trois semaines d'antibiotiques recommandés par le CDC.*

Au fur et à mesure que la connaissance de la pandémie de la maladie de Lyme se répand, l'IDSA étend son influence. Selon des médecins et scientifiques européens, l'IDSA a favorisé la création d'une action concertée de l'Union européenne contre la maladie de Lyme (EUCALB) [17].

L'EUCALB avait un impact significatif sur les sociétés médicales et les centres nationaux de référence pour la maladie de Lyme. Elle a soutenu les Recommandations de l'IDSA sur Lyme et d'autres Recommandations.

L'EUCALB a également recommandé aux pays de l'Union européenne (UE) de limiter les confirmations d'infections à la maladie de Lyme à **5 % maximum**, quel que soit le nombre réel ou le pourcentage d'infections de Lyme. Curieusement le site Web de l'EUCALB a disparu en 2017, peu après le procès anti-trust contre l'IDSA.

L'*European Study Group for Lyme Borreliosis* (ESGBOR) groupe de recherche de la *European Society of Clinical Microbiology and infectious Diseases* (ESCMID), (Société européenne de microbiologie clinique et des maladies infectieuses) influence actuellement la plupart des directives et procédures relatives à la borréliose de Lyme. Gerald Stanek (Autriche) est co-auteur des Recommandations 2006 de l'IDSA sur Lyme et depuis 2018, trésorier dans le conseil d'administration d'ESGBOR – avec le président Ram B.

---

17) EUCALB (*European Concerted Action on Lyme Borreliosis*) ou en français « Action concertée européenne sur la borréliose de Lyme », est un organisme qui a été financé par l'Union Européenne dans le cadre du programme BIOMED I [NdT].

Dessau (Danemark) et le secrétaire Tobias Rupprecht (Allemagne). Tous diffusent les vues de l'IDSA sur Lyme.

Susan O'Connell, l'ancienne directrice du Laboratoire de référence pour la maladie de Lyme à Southampton en Grande Bretagne, a déclaré, lors d'une présentation aux responsables britanniques en 2010, que " *l'Europe approuve les Recommandations Lyme de l'IDSA* ". Elle se sentait très reconnaissante envers les auteurs John Halperin, Gary Wormser, Gerald Stanek et Ram Dessau, président d'ESGBOR, pour leurs actions.

Susan a joué un rôle actif dans le $Lyme en dénonçant des médecins britanniques soignant des patients de Lyme testés positifs dans son laboratoire. En 2012, on a découvert que ce laboratoire avait une accréditation falsifiée et commis d'autres infractions graves. Il s'agissait entre autres de la destruction de documents relatifs à la méthode et aux résultats d'analyses diagnostiques sur le liquide cérébrospinal réalisés avec des tests certifiés uniquement pour des analyses sanguines.

Ce laboratoire britannique a été fermé en 2012. Selon les rapports, Susan aurait pris sa retraite avec une indemnité compensatoire de 40 000 £ (environ 44 800 euros) et a commencé à travailler sur le vaccin Lyme de Baxter. Cette entreprise américaine pharmaceutique Baxter avait également des relations d'affaires avec certains des auteurs des Recommandations.

Ces scénarios ne représentent qu'une petite partie des conflits d'intérêts et du réseau de relations et d'ententes entre l'IDSA et ses acolytes dans le monde.

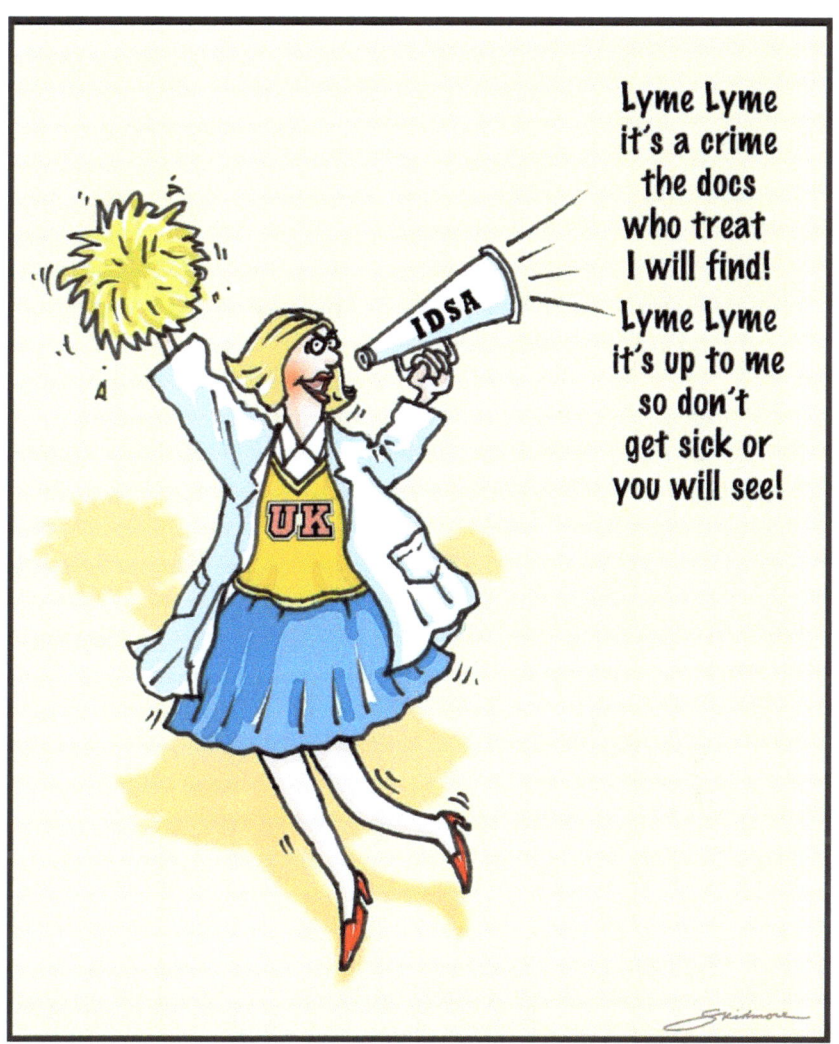

Fig. 4 – *Lyme Lyme. C'est un crime, les docteurs qui soignent je les débusquerai !*
Lyme Lyme, c'est à moi de voir.
Alors ne tombez pas malade ou vous verrez !

Les tests sérologiques de Lyme doivent être repensés par des personnes qui ne définissent pas les résultats avant de faire les recherches.
Willy Burgdorfer

CHAPITRE 7: $LYME ET LES TESTS DIAGNOSTIQUES

Les tests diagnostiques de Lyme sont l'une des sources de profit les plus sûres pour les acteurs de $Lyme, aussi tous les efforts sont-ils faits pour maintenir le statu quo. Il existe pourtant des tests diagnostiques plus performants, que ceux préconisés par $Lyme, pour prouver une réponse immunitaire.

Parmi les actions les plus agressives déployées pour protéger les bénéfices existants, mentionnons le blocage de technologies diagnostiques plus précises. Cela inclut les attaques contre des individus et des organismes qui développent des tests concurrents des tests sérologiques standard.

Selon Paul Auwaerter, l'actuel président de l'IDSA,
> " les tests sérologiques[Lyme] sont intrinsèquement incapables de distinguer les infections récentes des infections anciennes....Les tests sérologiques actuels fonctionnent mieux chez les patients qui présentent des symptômes au-delà des deux à quatre semaines après la piqûre, car c'est le délai de réponse nécessaire au système immunitaire humain pour former des anticorps contre un agent pathogène....

Le développement, la validation et la distribution commerciale de nouveaux tests peuvent prendre des années et coûter des millions de dollars." (18)

Le président de l'IDSA, organisation connue dans le monde entier, pour faire croire que cette maladie est *facile à diagnostiquer, à traiter et à guérir*, affirme cependant que les tests sérologiques, qu'elle promeut comme l'étalon or, ont clairement leurs limites. Paul est connu publiquement pour rejeter comme inappropriés tous les autres diagnostics concurrents de la maladie de Lyme qui répondent aux normes nationales, étatiques, régionales ou mondiales requises. Certains membres de l'IDSA et de $Lyme risquent de perdre des millions en parts de marché si ces technologies concurrentes ne sont pas activement diffamées, dénigrées et bloquées dans leur développement.

---

18) Voir les commentaires publics de Paul Auwaerter, l'actuel président de l'IDSA, sur le site Web du Ministère Health and Human Services (HHS) *.https://www.hhs.gov/ash/advisory-committees/tickkbornedisease/ meetings/2018-07-24/written-public-comment/index.html -Vu.

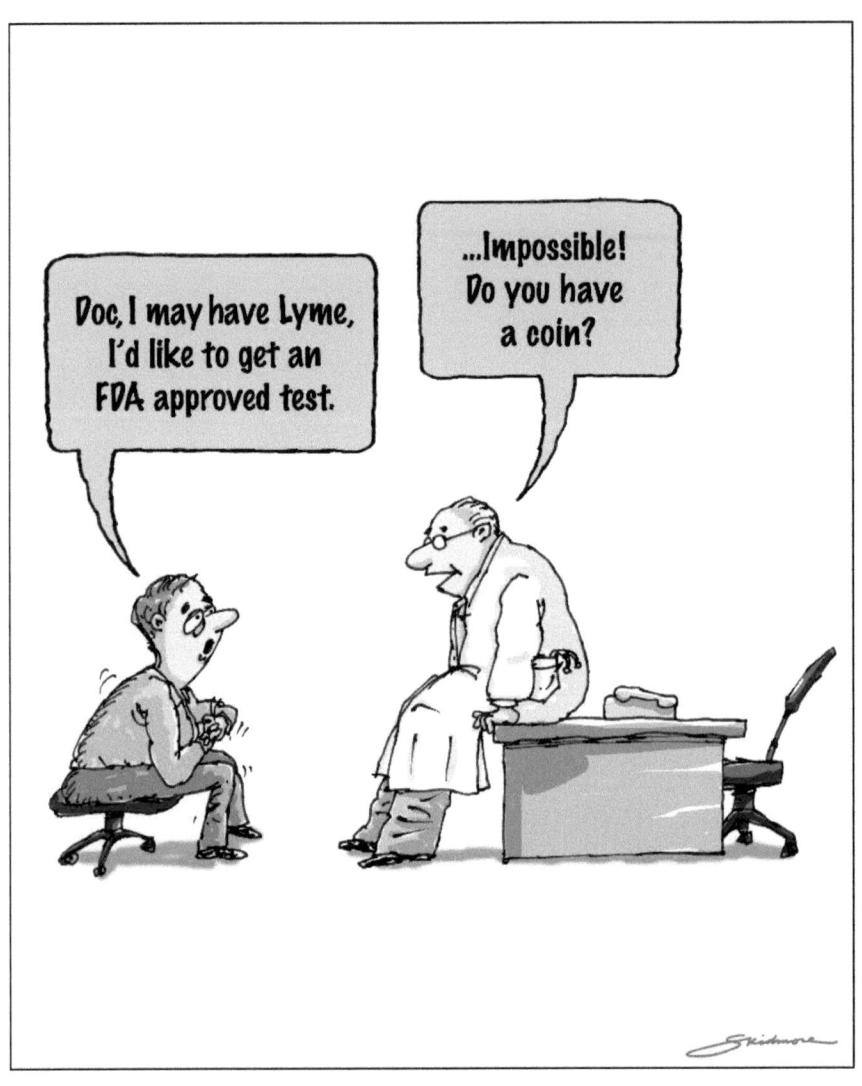

Fig. 5 - *Docteur, je pourrais avoir Lyme. J'aimerais faire un test approuvé par la FDA (Food and Drug Administration).*

Impossible, autant tirer à pile ou face !

*If we'have been bamboozeled long enough,
we tend to reject any evidence of the bamboozle.
We're nolonger interested in finding out the truth.
The bamboozle has captured us.*
Si nous nous sommes fait arnaquer assez longtemps, nous avons tendance à rejeter toute preuve de l'arnaque.
Nous ne sommes plus intéressés pour découvrir la vérité. L'arnaque nous a saisis.
Carl Sagan

1) Mentir et nier, nier, nier

La publicité pour des tests peu fiables fait partie de la stratégie de $Lyme qui consiste à nier l'ampleur de l'épidémie et le nombre de personnes infectées, tout en tirant profit du diagnostic erroné de millions de personnes, qui dure depuis une décennie.

Chaque fois que le CDC (C*enters for disease control and prevention*, ou Centre de Contrôle de la maladie), l' IDSA et ceux qui les suivent, affirment que Lyme est facile à diagnostiquer, manifestement ils trompent le public et le mettent en danger.

Une méta-analyse (analyse scientifique systématique de toutes les études publiées sur le sujet) et d'autres études ont montré que les tests sérologiques, conseillés par le CDC et l'IDSA pour le Lyme, ont une fiabilité d'environ 50 % pour les hommes et 40 % pour les femmes [19].

---

19) Deux études importantes:
- Cook M, Puri B., *Commercial test kits for detection of Lyme*

- Les tests sanguins sérologiques de dépistage du Lyme sont beaucoup moins fiables que ceux pour la tuberculose ou d'autres maladies infectieuses potentiellement mortelles.

- Un anticorps anti-VIH peut être détecté chez plus de 99 % des personnes infectées.

- La troisième génération de tests sérologiques de dépistage de l'hépatite C présente une sensibilité d'environ 98 %.

- La sensibilité des tests sérologiques de la tuberculose se situe entre 1 et 60 % et la spécificité entre 53 et 99 %. Or ces tests sérologiques de la tuberculose sont généralement considérés comme peu fiables.

Faut-il rendre des comptes pour les diagnostics $Lyme financés par le CDC, le NIH (*National Institutes of Health*) et leurs partenaires du secteur privé?

Ces dernières années, des patients atteints de la maladie de Lyme, dans de plus en plus de pays, portent en justice cette fraude scientifique et commerciale. Non seulement ils la énoncent, mais ils peuvent gagner leurs procès. Il faut mentionner l'exemple français.

---

borreliosis:ameta-analysis of test accuracy [Kits commerciaux pour la détection de la borréliose de Lyme: méta-analyse de la précision des tests] International Journal of General Medicine, 2016; Volume 9, pp. 427-440. Doi: 10.2147 / ijgm.s122313
- Schwarzwalder A, Schneider MF, Lydecker A, Aucott JN., *Sex differences in the clinical and serologic presentation of early Lyme disease. Results from retrospective review* [Différences entre les sexes dans la présentation clinique et sérologique au début de la maladie de Lyme: résultats d'une analyse rétrospective] *in* Gender Medicine. 2010 août; 7 (4) pp. 320-9. Doi: 10.1016j.genm.2010.08.

Ainsi une personne en fauteuil roulant, avec une maladie neurodégénérative diagnostiquée depuis longtemps, avait eu un test sérologique négatif pour la maladie de Lyme et confirmé par l'Université de Yale, l'IDSA et le CDC. Ayant découvert que les tests sérologiques standard pour Lyme n'étaient pas fiables, elle s'est fait passer pour un chien et a eu accès au test vétérinaire de la PCR (*Polymerase chain reaction*), test d'amplification en chaîne par la polymérase. Le résultat de la PCR était évidemment positif pour la maladie de Lyme. Ces tests diagnostiques PCR Lyme pour les humains ne sont actuellement pas couverts par les assurances nationales ou privées.

Après trois mois de traitement de son Lyme par le professeur Christian Perronne, le célèbre infectiologue français, la patiente a quitté son fauteuil roulant et a recommencé à skier. Elle a depuis déposé une plainte contre le laboratoire au motif de fraude aggravée.

Chaque fois que les représentants du CDC ou de l'IDSA prétendent que les tests sérologiques sont approuvés par la FDA (*Food and Drug Administration*) pour le diagnostic de Lyme, ils trompent dangereusement l'opinion publique. En effet ces tests sérologiques sont peut-être conseillés par la FDA, mais ne sont pas encore officiellement homologués sur le marché.

Il s'agit d'une distinction importante car l'homologation de la FDA exige un processus d'examen très strict. L'approbation ne signifie rien de plus que le fait que les tests sérologiques de Lyme sont équivalents à des tests similaires ou à d'autres tests commercialisés et vendus légalement.

Selon les dossiers de la FDA, 43 tests de diagnostic Lyme ont été approuvés entre 1998 et 2018. Cela montre surtout que les mêmes tests diagnostiques sont mis à la portée du public envers et contre tout depuis 30 ans. Des tests aussi peu fiables qu'un tirage au sort sont couramment utilisés pour refuser diagnostic et traitement pour cette maladie.

La corruption associée à ces tests a démarré au début des années 1990, lorsqu'un petit groupe de fonctionnaires du gouvernement a travaillé de mèche avec le secteur privé ; il s'est concerté avec eux pour retirer les biomarqueurs les plus fiables de la maladie de Lyme. Le retrait de ces biomarqueurs était en fait nécessaire pour permettre le développement d'un vaccin Lyme [20]. Les nouveaux tests étant moins sensibles, moins de cas pouvaient être diagnostiqués et traités. Mais ces nouveaux tests, avec le retrait des biomarqueurs, permettaient de dépister les personnes vaccinées contre la maladie de Lyme.

La description des cas de Lyme a par ailleurs été revue et réduite, au cours de cette période, pour insister sur des symptômes certes possibles, mais pas particulièrement fréquents. Les critères diagnostiques restrictifs des cas a pour conséquence que bien des personnes présentant des complications neurologiques et autres ne correspondent plus

---

20) La documentation de cette entente concernant les tests de diagnostic est consignée dans les dossiers de l'État du Connecticut et dans les témoignages du Congrès américain.

à ces critères. Moins de cas de Lyme diagnostiqués signifiait un plus grand nombre de candidats potentiels pour le vaccin.

Les laboratoires Imugen, L2 Diagnostics de Yale et Corixa se sont entendus pour développer le nouveau test de diagnostic, en communiquant qu'il serait adaptable à la population vaccinée. Ces associés commerciaux s'attendaient apparemment à ce que plusieurs millions de personnes soient vaccinées et qu'ils obtiennent un quasi monopole sur l'activité mercantile de diagnostic de la maladie de Lyme. Leurs attentes n'ont pas été satisfaites, car peu après le lancement du vaccin SmithKline Beecham anti-Lyme (LYMErix), plus de 1000 cas d'effets indésirables ont été signalés à la FDA. SmithKline Beecham a versé près d'un million de dollars en frais de contentieux.

LYMErix a été retiré du marché, mais la population subit encore des tests non fiables et une définition trompeuse de cas qui exclut de nombreuses personnes infectées.

Il n'est pas rare que les personnes dont le test de la maladie de Lyme est positif relatent qu'elles ont passé entre cinq à dix tests avant d'obtenir un résultat positif. Le coût de ces tests sérologiques n'est pas négligeable. Cependant, en raison de leur faible fiabilité, les gens payent souvent des centaines de dollars de leur poche dans l'espoir d'obtenir un résultat positif qui leur donnera accès à un traitement médical.

Imaginez-vous devoir payer des centaines de dollars de votre poche pour 5 à 10 tests de dépistage pour toute autre maladie courante et potentiellement mortelle ? Mettre à disposition des tests sérologiques non fiables face à une maladie pouvant entraîner des handicaps et même la mort, est une formule magique pour tirer des profits.

Pas moins de 43 entreprises ont trouvé cette formule de profits très attrayante. Les dossiers de la FDA ne citent que celles qui font la promotion de leurs tests aux États-Unis. Il y en a d'autres dans le monde qui font d'énormes bénéfices en vendant des tests coûteux et peu fiables à des personnes malades, vulnérables mais prêtes à payer pour des tests multiples, espérant un résultat ouvrant l'accès aux antibiotiques génériques.

2) Réfuter les avancées techniques pour éliminer la concurrence

Le cas du Dr Sin Hang Lee

Le groupe médical Yale s'est concentré sur les tests sérologiques pour diagnostiquer la maladie de Lyme au stade de la convalescence de l'infection. La convalescence est la période d'une maladie infectieuse pendant laquelle le patient se rétablit mais reste infecté et peut être une source d'infection pour les autres.

Les rhumatologues se spécialisent dans le traitement d'accompagnement de la maladie de Lyme, plutôt que dans le contrôle ou l'élimination de l'infection. Ces patients constituent une source importante de revenus pour les rhumatologues des régions où la borréliose est endémique. Depuis 30 ans, ces spécialistes et les pharmaciens bénéficient de la prescription d'analgésiques, d'immunodépresseurs (cortisone), de médicaments symptomatiques et/ou des biothérapies pour les complications persistantes.

À 85 ans, le Dr Sin Hang Lee a des années d'expérience avec $Lyme à son actif. Lee travaillait au département de rhumatologie de l'Université de Yale à laquelle on attribue la découverte et la dénomination de la maladie de Lyme.

Le 5 septembre 2018 la télévision Fox News 5NY présentait l'émission " Lyme and Reason: Battles and Breakthroughs Against Lyme Disease " (Lyme et raison: batailles et percées contre la maladie de Lyme). Elle a mis le projecteur sur les efforts héroïques de Sin Hang Lee pour surmonter les obstacles du diagnostic de Lyme [21].

Lee était déterminé à exploiter les meilleurs articles scientifiques pour une détection précoce de la maladie de Lyme. En 2004, en tant qu'anatomo-pathologiste à l'hôpital Milford dans le Connecticut, il a utilisé une technique de PCR nichée, suivie d'un séquençage de Sanger, pour diagnostiquer la maladie et les co-infections. La borréliose de Lyme étant endémique et très fréquente dans cette région, dès 2008, le personnel du laboratoire d'anatomo-pathologie a travaillé avec les urgentistes de l'hôpital qui examinaient les patients des urgences susceptibles d'avoir la maladie de Lyme.

---

22) Sing Hang Lee est diplômé du College médical de Wuhan en Chine. Titulaire d'une bourse de résidence à l'hôpital Cornell à New York et au Memorial Hospital for Cancer, le Dr Lee est certifié de l'American Board of Pathology et a obtenu le diplôme FRCPC (Fellow of the Royal Collegeof Physicians of Canada) en 1966. Professeur à l'Université McGill, puis praticien en milieu hospitalier à l'Université Yale de 1968 à 2004, il est à l'origine de plus de 70 publications durant sa carrière de près de soixante ans.

Lee et ses collègues ont été les premiers à développer, pour reconnaître les agents pathogènes dans le sang, le liquide articulaire et le liquide cérébrospinal, l'utilisation d'une PCR dont les séquences bactériennes amplifiées ont servi de matrice pour le séquençage de Sanger de l'ADN. Le test Lyme de Milford a été autorisé par l'Etat pour les patients en 2009.

Contrairement aux tests sérologiques Lyme de l'Université Yale, la technique de Lee permet de détecter l'infection avant que les anticorps Lyme ne deviennent décelables. La détection et le traitement antimicrobien précoces réduisent considérablement les dommages causés par les infections disséminées.

La direction de l'hôpital de Milford ayant changé en 2010, le nouveau directeur venu du Groupe médical de Yale, a chargé le directeur des ressources humaines de licencier le docteur Lee prétextant:

> *"les tests diagnostiques de Lyme fondés sur la sérologie de Yale ne peuvent pas être contredits par le test de séquençage PCR nichée/ADN pour le diagnostic de la maladie de Lyme au stade précoce de l'infection ".*

Sur ce, le docteur Lee a été congédié de son poste.

Malgré cette percée technologique révolutionnaire dans le diagnostic de la maladie de Lyme, l'hôpital Milford a mis fin au test PCR nichée/ADN. Suite à une plainte en justice de Lee, l'hôpital Milford a par la suite annulé son licenciement.

Le docteur Lee a poursuivi son travail dans le cadre d'un projet du CDC comparant les tests sérologiques existants de Lyme aux tests PCR nichée/ADN. En effet, selon le CDC, le diagnostic de fièvre récurrente borrélienne était " *basé sur l'utilisation de tests pour détecter l'ADN de la bactérie telle que Borrelia miyamotoi* " [22]. Or, en 2014, le CDC a fait volte-face et a brusquement arrêté ce projet sans donner de raisons.

Lee a déposé une plainte en justice contre le CDC demandant 57 millions de dollars de dommages et intérêts. La plainte alléguait que:
> "le *CDC a mené une campagne anticoncurrentielle pour supprimer l'utilisation et la mise à disposition de son test direct de détection d'ADN pour le diagnostic de la maladie de Lyme*".

Lee prévoyait d'employer les fonds, attribués dans le cadre de cette plainte, pour aider les laboratoires et les hôpitaux à utiliser cette technologie bien supérieure (en 2019, Lee a perdu son procès). Entre-temps, toute personne qui se voit refuser l'accès à ces tests peut utiliser la documentation juridique de sa plainte pour poursuivre le CDC en dommages et intérêts. L'obstruction aux tests de Lee montre que d'innombrables personnes infectées se voient refuser le droit au diagnostic et au traitement.

Après l'interview de la FOX5, Lee a envoyé un message selon lequel le CDC aurait tenté d'utiliser cet entretien pour détruire sa crédibilité et son procès, mais apparemment sans succès.

---

22) https://www.cdc.gov/ticks/miyamotoi.html > - Revu le15/09/2018

Dans maintes communications et déclarations publiques, Lee a souligné ses nombreuses expériences de travail avec de très bons scientifiques du CDC. L'auteur Jenna Luché-Thayer, grâce à son travail international, connaît aussi des scientifiques dévoués du CDC et les a vus prodiguer des soins dans nombre d'endroits qui avaient peu d'infrastructures médicales et qui étaient menacés par de graves épidémies. Elle les a vus travailler sans relâche pour contenir les épidémies et renforcer l'infrastructure médicale en Afrique et en Asie.

De nombreux organismes fédéraux sont touchés par la loi Bayh Doyle. Cette loi a fait des États-Unis le seul pays industrialisé et prospère qui permet à ses fonctionnaires de tirer un avantage financier personnel des brevets qu'ils reçoivent dans l'exercice de leurs fonctions. Malheureusement, cette loi corrompt le travail médical et scientifique des institutions publiques.

Dans de nombreux cas, les représentants du gouvernement sont autorisés à juger des technologies qui font concurrence à leurs propres brevets. C'est un conflit d'intérêts scandaleux. De telles pratiques détruisent l'intégrité des agences médicales et scientifiques du gouvernement américain. Des représentants du gouvernement (certains d'entre eux ayant pris leur retraite), du CDC et du NIH *(National Institutes of Health)*, l'agence américaine pour la recherche biomédicale, détiennent des parts personnelles dans les tests sérologiques et les brevets $Lyme.

En 2017, l'auteur Jenna Luche a eu un échange non officiel avec un haut fonctionnaire de la WIPO *(World Intellectual Property Organization)* ou OMPI (Organisation mondiale de la propriété intellectuelle) des Nations Unies. L'OMPI a été fondée en 1967 pour promouvoir les activités créatives qui favorisent la protection de la propriété intellectuelle dans le monde entier.

Selon ce haut fonctionnaire de l'OMPI, " *la corruption du gouvernement américain par les brevets mine l'intégrité médicale et scientifique dans le monde entier* ".

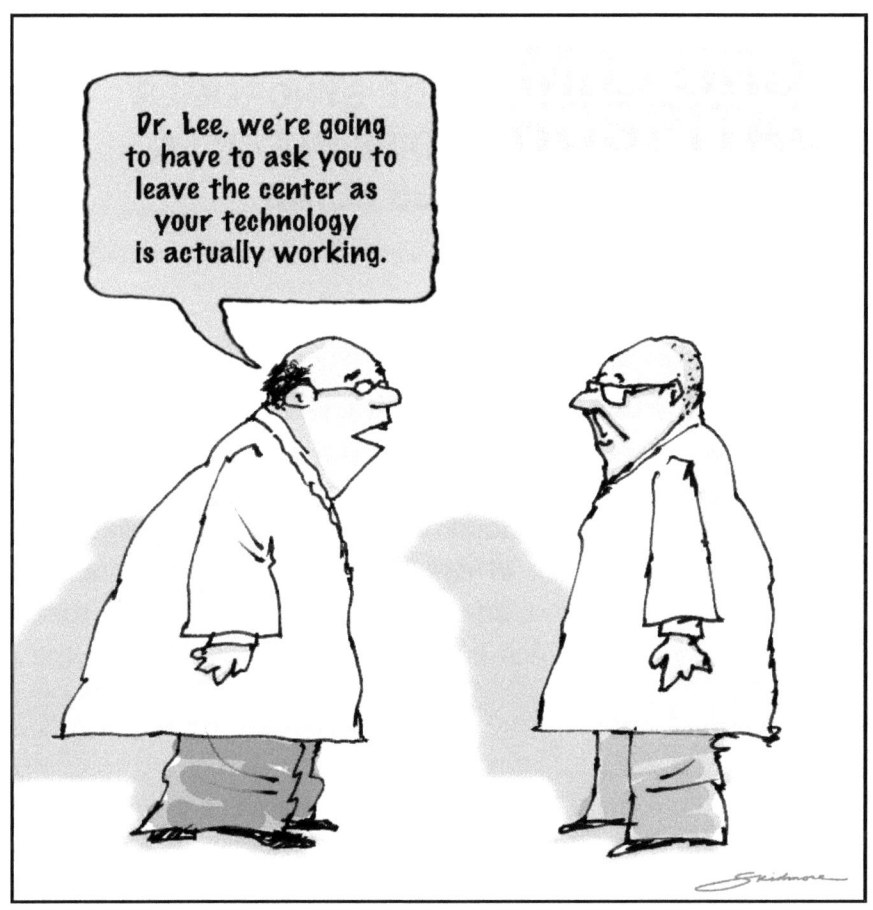

Fig. 6 - *Dr Lee, nous devons vous demander de quitter le centre car, en fait, votre test fonctionne.*

I'm not a fan of facts. You see, facts can change, but my opinion will never change, no matter what the facts are.

Je ne suis pas fan des faits. Vous savez, les faits peuvent changer, mais mon opinion ne changera jamais,
peu importe ce que sont les faits.

Stephen Colbert

CHAPITRE 8: INVENTION DE SYNDROMES TROMPEURS POUR DISSIMULER LA MALADIE ET REFUSER LES SOINS - "LE POST-LYME"

SYNDROME POST-TRAITEMENT DE LA MALADIE DE LYME

Il existe de nombreux documents sur les stratégies des compagnies d'assurance et des gouvernements pour refuser les soins médicaux. L'une de ces abominables ruses concerne le syndrome post-traitement de la maladie de Lyme (PTLD$) [23].

---

23) En France on parle de **SPPT** (Syndrome persistant après une possible piqûre de tique), définition qui n'exige pas un diagnostic de Lyme ni un traitement antibiotique préalables et qui n'exclut pas la persistance microbienne comme cause possible des signes et symptômes. Le **PTLD$** décrit la persistance réelle ou psycho-somatique/psychogène des symptômes de la maladie de Lyme après une thérapie prétendument réussie (ou " thérapie réussie " selon les directives, qui semble être synonyme de " thérapie effectuée ") [NdT].

Par exemple, l'armée américaine a longtemps nié les effets invalidants et mortels de l'agent Orange, un poison utilisé en Asie du Sud-Est pendant la guerre du Vietnam. D'anciens combattants ont été blessés ou sont morts des conséquences de leur exposition à ce poison, tandis que le gouvernement américain a versé des milliards de dollars pour se dégager de sa responsabilité pour les soins de santé vis-à-vis d'anciens combattants et de leurs familles.

Il y a de nombreux récits médiatisés d'assureurs demandant à leurs employés de refuser aux gens, systématiquement et à plusieurs reprises, de couvrir leurs frais de soins, dans l'espoir que la plupart d'entre eux, en particulier les personnes malades, ne demanderaient plus de remboursement après des refus répétés. De telles pratiques contraires à l'éthique augmentent les profits des compagnies d'assurance.

Des centaines de milliers de personnes aux Etats-Unis sont affaiblies et handicapées par le Lyme. On leur refuse régulièrement des traitements conformes aux données internationales de la science ; leur échec thérapeutique est la conséquence simpliste d'un protocole unique pour tous, non adapté à tous les cas. On estime que des millions de personnes souffrent des conséquences physiques dévastatrices de cette maladie [24].

---

24) Les chiffres reposent sur les estimations du site Web du <*Center for Disease Control* (CDC)> concernant les infections et le pourcentage de personnes fragilisées et handicapées à la suite d'un échec du traitement. – Vu le 15/09/2018.

Le syndrome PTLD$ semble avoir été inventé en réponse à l'augmentation rapide de la population atteinte de la maladie de Lyme persistante. La preuve évidente de l'échec du traitement Lyme recommandé par l'IDSA et le coût du nombre croissant de maladies de Lyme chroniques devaient être refusés par $Lyme.

Le PTLD$ n'est pas une maladie, c'est un syndrome basé sur le déni, un trouble psychosomatique appelé SMI (syndrome médicalement inexpliqué) [25].

Le PTLD$ propage le mensonge selon lequel les personnes qui souffrent d'une infection systémique et des conséquences physiques d'une infection endémique non maîtrisée ne sont pas biologiquement malades. Ces patients sont étiquetés à tort comme souffrant de troubles psychosomatiques ou hypochondriaques.

Le PTLD$ est une redéfinition intentionnelle d'une maladie immunosuppressive et difficile à guérir avec des antibiotiques. Cette appellation délibérément erronée soutient le CDC et d'autres institutions de santé publique à travers le monde dans leurs efforts pour nier l'épidémie, le manque de fiabilité des tests sérologiques standard et l'échec du traitement selon les Recommandations Lyme de l'IDSA.

---

25) Le MUS (*Medicaly Unexplained Syndrome*) ou Syndrome médical inexpliqué, a été rejeté par l'association américaine des psychiatres et retiré de la 5ème édition de l'important *Manuel Diagnostique et Statistique des Troubles Psychiatriques*.

$Lyme affirme: *" Le PTLD$ est une fiction médicale complètement infondée "*.

Avec l'adoption du PTLD$, les gouvernements responsables des systèmes de santé financés par les contribuables peuvent, avec les autorités sanitaires, remplacer le coût élevé du traitement médical des complications de Lyme par des frais relativement faibles en soins palliatifs. Ce tour de passe-passe permet d'économiser des millions ou des milliards de dollars en coûts de santé, selon la taille du pays. Les assureurs privés, tout comme les bandits, s'en mettent plein les poches et augmentent leurs profits en gobant des PTLD$.

La médecine palliative est utilisée pour les personnes atteintes de maladies psychosomatiques comme l'hypocondrie et de maladies graves et incurables. La médecine palliative ne cherche pas à traiter ou à guérir la maladie sous-jacente, mais simplement à soulager les symptômes, la douleur et le stress psychologique. Les moyens les plus fréquemment employés sont les antidépresseurs, le bien-être psychologique et la thérapie de la douleur.

Les livres des spécialistes Ken Liegner et Pamela Weintraub décrivent comment ce refus de soins médicaux aux patients de Lyme a été systématiquement orchestré par les caisses d'assurance maladie. Les procédures antitrust contre l'IDSA fournissent des preuves significatives et convaincantes en faveur de nouvelles collusions et de la corruption.

Le CDC et le NIH ont tous deux approuvé le label frauduleux de PTLD$, tout comme les autorités sanitaires dans d'autres pays. De plus, le NIH finance de nombreux projets de recherche et articles qui soutiennent cette fraude. En 2016, Gary Wormser, l'auteur des Recommandations Lyme de l'IDSA, a reçu 1,5 million de dollars de l'argent du contribuable, pour effectuer des recherches sur les symptômes subjectifs du PTLD$.

Ainsi un investissement de 1,5 million de dollars par le NIH pour maintenir le mythe du PTLD$ montre les milliards de dollars de profits engrangés par les industries pharmaceutiques et les assurances ! Cela indique également qu'il faut réduire au minimum les frais médicaux du gouvernement pour chaque fonctionnaire atteint de cette maladie. Il s'agit notamment du grand nombre d'employés des parcs nationaux et de militaires constamment exposés à un risque de piqûre pendant leurs activités extérieures.

Les articles soutenus par le NIH qualifient les personnes souffrant de maladies de Lyme persistantes et compliquées de " *dangereuses mais pitoyables", "démunies mais puissantes", " incapables de comprendre la science mais suffisamment rusées pour faire de la propagande scientifique* ". Ces publications et les bénéficiaires du financement affirment également que les défenseurs et les manifestants de Lyme sont contrôlés par des manipulateurs anonymes et bien rémunérés qui agissent en coulisse [26].

---

26) Auwaerter PG, Bakken JS, Dattwyler RJ, Dumler JS, Halperin JJ, McSweegan E, Nadelman RB, O'Connell S, Shapiro ED, Sood SK, Steere AC, Weinstein A, Wormser GP. *Antiscience and ethical concerns associated with advocacy of Lyme disease, in* Lancet Infectious Diseases. 2011 Sep.11(9), pp. 713-9. Doi: 10.1016/S1473-3099(11)70034-2. PMID: 21867956

D'autres publications, comme l'article *Implications of Gender in Chronic Lyme Disease* publié en 2009 par Eugene Shapiro et Gary Wormser, l'auteur des Recommandations de l'IDSA, font la promotion de préjugés non fondés contre les femmes. Ils décrivent haut et fort le PTLD$ comme une forme d'hypochondrie, de délire et d'hystérie à la recherche de l'attention, plus souvent diagnostiquée chez les femmes que chez les hommes.

Ces mêmes auteurs de l'IDSA et son président font partie des calomniateurs sponsorisés par le gouvernement; ils véhiculent des diffamations à l'égard d'une population de patients vulnérables. Jusqu'à présent, plus de 33 millions de dollars de subventions du NIH ont financé des études sans intérêt, dignes d'une mascarade grossière, en tant qu'articles médicaux [27].

Et toujours encore fin 2018, le CDC et le NIH continuent de financer et de colporter la fraude du PTLD$.

Beaucoup de personnes assez naïves pensent que les compromissions vont changer le concept de PTLD$. Elles croient pouvoir renverser les intentions de $Lyme, en associant ce terme de PTLD$ aux nombreuses anomalies immunologiques, inflammatoires et neurologiques causées par une infection prolongée.

---

27) Sources: le Département de la santé et des services sociaux des Etats-Unis (*Departement of Health and Human Services*), des bureaux de l'intégrité (*Office of Research Integrity)*, des droits civils (*Office of Civils Rights*) ou ceux dépendants du Congrès et du Sénat.

Ce compromis pourrait leur procurer une place à la table des discussions de $Lyme ou même plus. Leurs tentatives pour transformer le PTLD$ en un terme médical utilisable ont toutefois échoué. L'utilisation de ce sigle frauduleux compromet leur intégrité professionnelle.

Les sites web du CDC et du NIH continuent de décrire le PTLD$ comme un banal problème psychosomatique et recommandent à leurs lecteurs de consulter les avis du service médical commercial à but lucratif appelé *UpToDate* [28].

UpToDate fait partie de Wolters Kluwer N.V., société internationale de services d'information dont le siège social se trouve aux Pays-Bas. L'entreprise utilise une forme avancée d'exploitation de données et d'algorithmes pour fournir des informations à ses clients dans les secteurs juridique,

---

28) Clic sur le lien du site du <Center for Disease Control (CDC)> (www.cdc.gov/lyme/treatment/index.html): «Pour plus de détails sur la recherche sur la maladie de Lyme chronique et les traitements à long terme financés par les <National Instiues of Health (NIH)> , voir le site sur la maladie de Lyme.
 Sur le lien des NIH (www.niaid.nih.gov/diseases-conditions/lyme-diesease), on découvre: « Pour en savoir plus sur les facteurs de risque de la maladie de Lyme et sur les stratégies de prévention et de traitement actuelles, Voir le site <MedlinePlus> pour la maladie de Lyme (lien externe) et <Medline> est sous la NIH / Bibliothèque nationale américaine de Médecine.
 Les liens NIH / Medline vers UpToDate. Voir sous «Traitements et thérapies de la maladie de Lyme ». Le traitement de la maladie de Lyme découle directement des directives IDSA 2006. A noter que les auteurs de UpToDate s'attaquent également à d'autres protocoles de traitement conformes aux normes internationalement reconnues de l'OIM en matière de directives de pratique clinique. Vu le 15/09/2018.

commercial, fiscal, comptable, financier, d'audit, de risque, de conformité et de santé. L'entreprise est présente dans plus de 150 pays. Wolters Kluwer restreint activement la prise de décision médicale indépendante, en limitant les variations injustifiées dans les soins. Selon leurs propres informations, ils préfèrent mettre l'accent sur les économies des soins médicaux plutôt que sur d'autres critères, tels que les meilleurs soins pour un patient donné.

Cette entreprise tentaculaire promet d'aider les médecins en prenant en charge presque toutes les décisions qui sont effectivement exigées d'un professionnel de santé. Le médecin peut maintenant laisser Wolters Kluwer se charger des tâches pour lesquelles il a été formé, de l'évaluation des symptômes aux résultats des tests, du diagnostic des maladies à la prise de décision pour le traitement à suivre. Wolters Kluwer/UpToDate offre un livre de recettes de cuisine médical remplaçant le jugement clinique.

Pourquoi une société multinationale privée, qui s'occupe de la maîtrise des coûts et de la rentabilité sur les marchés des soins de santé mais aussi d'autres affaires, est-elle utilisée par le gouvernement américain comme fournisseur de conseils médicaux pour toute maladie, y compris celle de Lyme ?

Les recommandations d'*UpToDate* pour Lyme, comme pour nombre d'autres maladies, sont problématiques. *UpToDate* ne devrait-il pas s'appeler *Out of Date* (Périmé) ou *We Peddle Shloc*k (Nous colportons de la foutaise).

Ces pratiques immorales, associées au déni de diagnostic et de traitement, ont leur prix, y compris financier. Des calculs récents ont montré que Lyme coûte entre 25 et 75 milliards de dollars par an aux Etats-Unis [29].

$Lyme aide quelques uns à gagner des milliards tout en coûtant des milliards à la nation.

---

29) Voir la recherche et les commentaires de Lorraine Johnson sur le site de la Santé et des Services sociaux (HHS) https://www.hhs.gov/ash/adivsory-committees/tickbornedisease/meetings/2018-07-24/written-public-comment/index.html -

There are three kinds of lies:
lies, damned lies and statistics

Il y a trois sortes de mensonges:
les mensonges, les sacrés mensonges
et les statistiques.
                              Mark Twain

CHAPITRE 9: FALSIFICATION DE STATISTIQUES ET SUPPRESSION DE CATÉGORIES

Les pratiques de $Lyme sont bien conçues et bloquent l'information épidémiologique sur la maladie de Lyme. La définition du Lyme a été modifiée au début des années 1990 pour mettre l'accent sur l'érythème migrant. Or on estime que 50 à 70% des personnes diagnostiquées avec un Lyme n'ont pas eu ou vu cet érythème.

Une autre astuce de $Lyme est de ne pas recueillir de données Lyme, dans les zones qui ne sont pas considérées à haut risque ou endémiques de la maladie, afin de s'assurer que la région ne sera jamais classée dans ces catégories. Ceci garantit à tort que chacun peut traverser la ligne de séparation entre 2 départements, par exemple profiter d'un pique-nique sur une belle prairie et se sentir tranquillisé, de ne pas être exposé à un risque infectieux, jusqu'à son retour dans son département classé zone à risque Lyme.

Dernières informations: on signale que des personnes se rendant dans les départements ne recensant pas les cas

Lyme ont été miraculeusement guéries de leur infection, il en est de même pour les chevaux, cerfs, renards, chiens, chats, oiseaux, petites souris et lapins !

La récente tentative du gouvernement américain de supprimer les preuves de l'épidémie de la maladie de Lyme consistait tout simplement à supprimer cette catégorie des rapports du CDC sur les maladies à déclaration obligatoire, à l'échelle nationale, même si le Lyme l'est aux Etats Unis.

En 2015, la maladie de Lyme et les co-infections transmises par les tiques étaient mentionnées en 6ème position dans le rapport national du CDC. Toutefois, d'après ces sources sur les maladies à déclaration obligatoire de 2017 et 2018, il n'y a pas eu de cas de maladie de Lyme. En réalité, la catégorie Lyme avait disparu des publications.

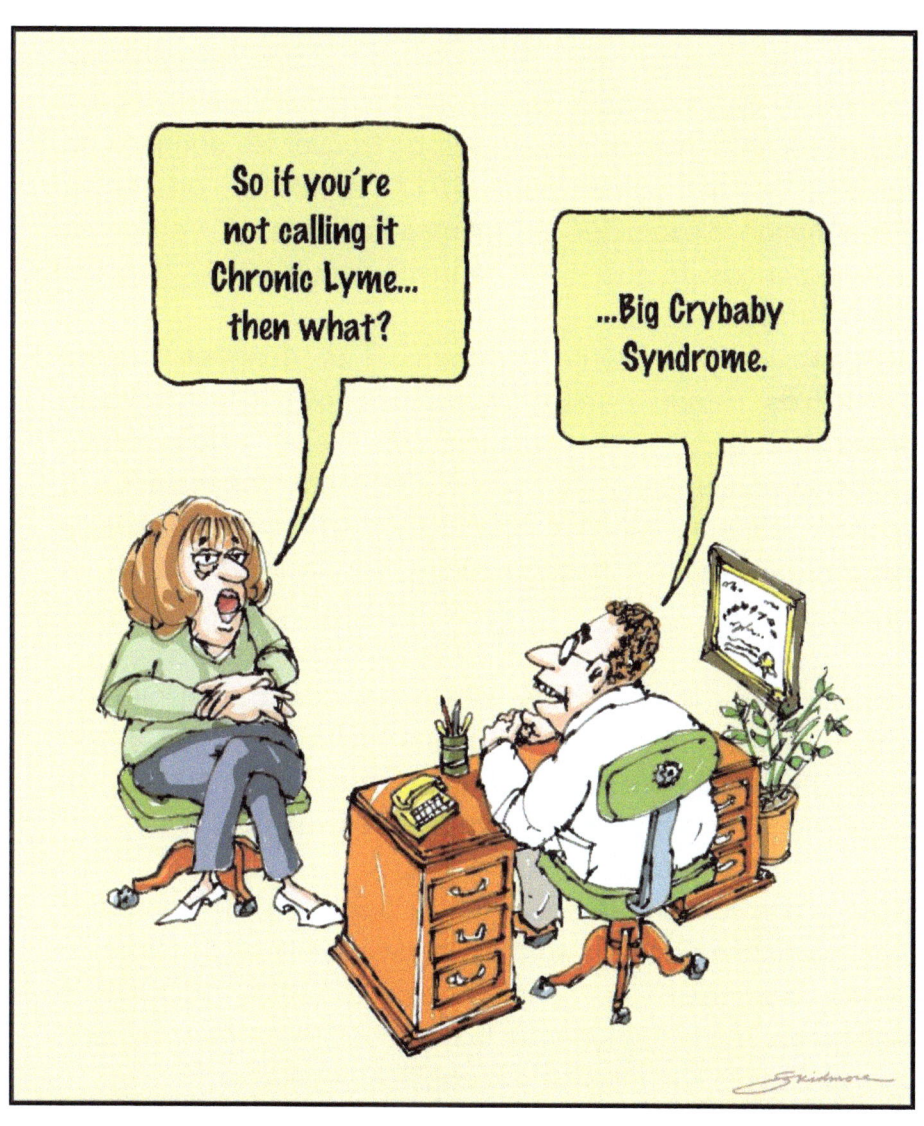

Fig.7 - *Si vous ne l'appelez pas Lyme chronique, alors c'est quoi?*
Le syndrome de la grande pleurnicheuse.

Le docteur Theresa Denham, militante de Lyme et membre de la *Dream Team*, a écrit au représentant du CDC, directeur par intérim du *Center for Surveillance, Epidemiology and Laboratory Services* pour demander des éclaircissements. En réponse à sa demande pour savoir où trouver les données de surveillance de Lyme pour 2017 et 2018, on lui a recommandé d'examiner les mêmes rapports où ne figurait comme par hasard aucun cas de Lyme depuis 2016 !

Le directeur par intérim indiquait: "Les données restent disponibles sur https://wwwn.cdc.gov/nndss/infectious-tables.html et y sont constamment mises à jour. Vous trouverez également le lien vers les tableaux des maladies à déclarer dans le MMWR (*Morbidity and Mortality Weekly Report*) ou Rapport hebdomadaire sur la morbidité et la mortalité.

Depuis 2016, les autorités sanitaires des États-Unis, de l'Union européenne, de l'Amérique du Sud et de l'Asie semblent restreindre la disponibilité de l'information à la surveillance de la maladie de Lyme et des co-infections.

Bien qu'une tendance générale à la disparition des données de surveillance de la maladie de Lyme semble se dessiner, le Centre européen de contrôle des maladies (ECDC) a récemment recommandé, que la neuroborréliose de Lyme soit incluse dans la surveillance à l'échelle européenne [30].

Ainsi l'ECDC exige pour les enfants: la présence de signes inconstants ou fugaces comme l'érythème migrant ou la

---

30) https://eur-lex.europa.eu/legal-content/EN/TXT/PDF/?uri= – CELEX:32018D0945&from=EN#page=29 / Vu le 9.15.2018

paralysie faciale et en plus des tests sérologiques positifs, pourtant non fiables, pour confirmer les neuroborréliose de Lyme.

Chez les adultes, le diagnostic est confirmé si le liquide cérébrospinal contient des globules blancs et des anticorps anti-*Borrelia*. Il est amplement prouvé que ces critères ne sont souvent pas vérifiés même chez les personnes atteintes de neuroborréliose.

Une étude réalisée en 2018 sur la neuroborréliose des chevaux montre qu'un pourcentage significatif en est atteint alors qu'ils ne sont pas testés positifs pour le liquide cérébrospinal (LCS) ou le sérum [31].

Une étude, toujours de 2018 sur la neuroborréliose humaine, recommande l'analyse simultanée des anticorps anti-*Borrelia* du sérum et dans le LCS, comme étant essentielle pour le diagnostic précis de la neuroborréliose [32].

---

31) Johnson AL, Johnstone LK, 2 et Darko Stefanovski D, *Cerebrospinal fluid Lyme multiplex assay results are not diagnostic in horses with neuroborreliosis* [Liquide céphalorachidien:les résultats du test multiplex de Lyme ne permettent pas de le diagnostic chez les chevaux atteints de neuroborréliose] *in* Journal of Veterinary Intern Medicine, 2018 Ma-Apr; 32 (2): pp. 832-838. DOI: 10.1111 / jvim.15067 PMCID: PMC5866998 PMID:29460492
https://www.ncbi.nlm.nih.gov/pmc/articles/PMC5866998/

32) Henningsson AJ, Christiansson M, Tjernberg I, S Löfgren S, Matussek, *A Laboratory diagnosis of Lyme neuroborreliosis: a comparison of three CSFt anti Boreeia assays* [Diagnostic au laboratoire de la neuroborréliose de Lyme: comparaison de trois dosages d'anticorps anti-*Borrelia* dans le LCS] *In* European Journal of Clinical Microbiology and Infectious Diseases -Doi 10.1007 / s10096-013-2014-6.

En outre, la confirmation de la neuroborréliose conforme à l'ECDC (Centre Européen de Contrôle des Maladies) peut inclure la culture de la bactérie à partir d'échantillons du patient ou la détection directe positive (ARN, ADN) dans le LCS. Ces critères peuvent être difficiles à rassembler.

L'étude humaine de 2018 susmentionnée a conclu:
> *"Les tests de PCR et de séquençage de l'ADN peuvent être un défi, car ils ont une faible sensibilité pour les échantillons de LCS et de sérum ".*

La propagande $Lyme n'a pas mis en avant les méthodes de détection directe, parce que ces tests prouvent l'infection, alors que les tests sérologiques positifs peuvent être facilement ignorés et rejetés comme de faux positifs.

Cependant, sous l'emprise de $Lyme, un diagnostic positif ne garantit pas toujours l'accès à un traitement approprié. En Suède, un garçon de huit ans a commencé à perdre la parole, après avoir été testé deux fois positif pour la neuroborréliose de Lyme. Un traitement antibiotique court a été instauré et on a dit aux parents de ne pas s'inquiéter de l'aggravation de ses symptômes neurologiques de plus en plus débilitants.

Son état de santé se détériorant, il ne pouvait plus se rendre à l'école que de façon irrégulière, entraînant d'autres complications pour cette famille. Les enseignants, les voisins et les parents du garçon savaient que l'enfant était gravement malade. Cependant, ses absences scolaires, étant automatiquement signalées aux autorités centrales, a conduit à des enquêtes sur les mauvaises pratiques parentales.

Il existe d'innombrables exemples où des enfants atteints de la maladie de Lyme se voient refuser un traitement et font alors l'objet d'une enquête contre leurs parents.

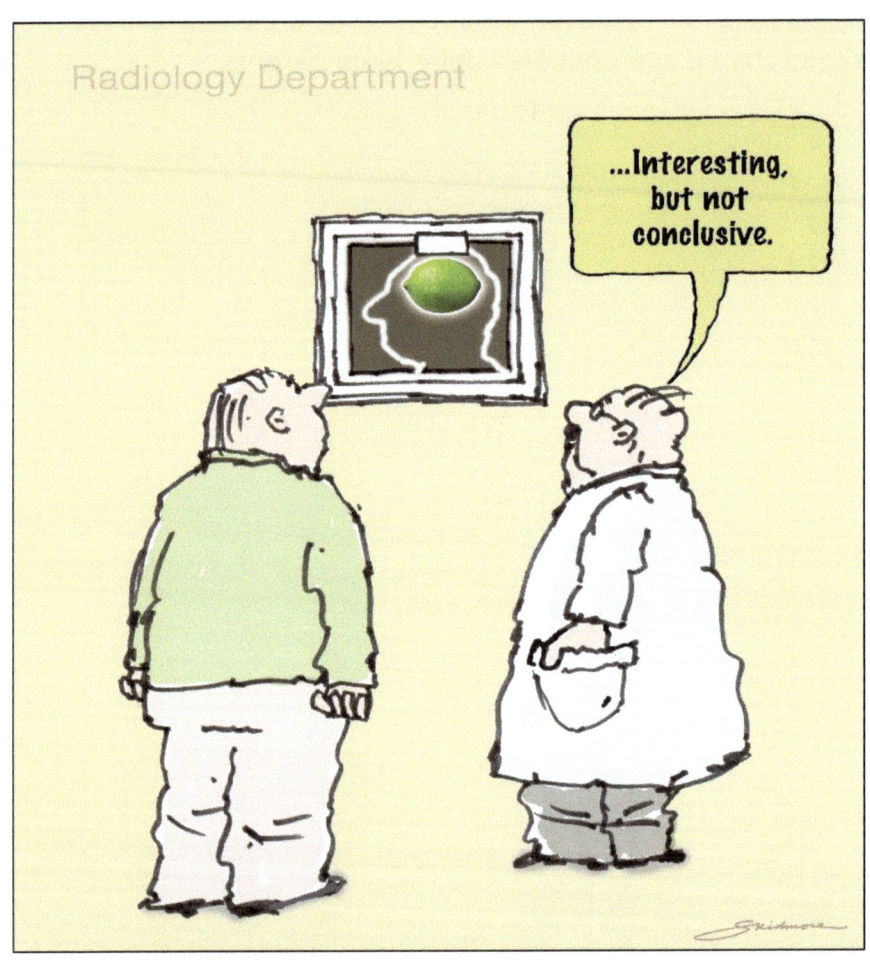

Fig. 8 – Service de radiologie
Le médecin et la malade scrutent
l'écran montrant un citron *vert*
Subtilr réflexion: citron – limette – lime – Lyme [NdT]
Intéressant mais pas concluant.

I never give them hell.
I just tell the truth and
they think it's hell.

Je ne leur donne pas l'enfer.
Je dis juste la vérité et
ils pensent que c'est l'enfer.

Harry S.Truman

TROISIÈME PARTIE

COMPORTEMENT SOURNOIS DE $LYME

to be conscious of complete truthfulness while telling.carefully constructed lies, to hold simultaneously two opinions which cancelled ou to use logic against logic, to repudiate morality while laying claim to it.

être conscient de la vérité en racontant des mensonges habilement construits, en s'accrochant simultanément à deux opinions contradictoires,en utilisant la logique contre la logique, en rejetant la morale tout en la revendiquant.

George Orwell, 1984

CHAPITRE 10: COMMENT TRAITER LES PORTEURS DE VÉRITÉ QAND ON NE PEUT PAS VENDRE SA PSEUDOSCIENCE

1. Insulter publiquement Professeur Christian Perronne

J'ai rencontré le Pr Christian Perronne pour la première fois à Genève en 2017. C'est un homme sérieux, à la voix calme et posée avec un bon sens de l'humour. Depuis, j'ai eu le plaisir de rencontrer sa femme et trois de ses quatre filles et de voir comment sa famille épaule cet homme de renommée mondiale et préserve sa modestie et son bonheur.

La diffamation, la calomnie et l'insulte des acteurs de $Lyme sont agressives et mondiales. L'exemple des provocations et insultes faites au professeur est ridicule, grotesque, farfelu et idiot et donne un nouveau sens au mot absurde.

Le Professeur Christian Perronne est un médecin expert de renommée mondiale en maladies infectieuses. Il a soigné avec succès des milliers de personnes souffrant de la maladie de Lyme chronique et de co-infections avec des traitements antimicrobiens à long terme.

Il tient des dossiers détaillés sur ces thérapies, leur efficacité et l'état de santé de ses patients post traitement.

Il a occupé de nombreux postes de direction dans les domaines des maladies infectieuses, des maladies tropicales, du VIH, du développement de vaccins et des maladies respiratoires. Il a rempli différentes fonctions: directeur, président, vice-président, président de comité dans des centres académiques et de recherche réputés en France ou dans des organismes internationaux. Il a également créé des organisations médicales, scientifiques et de défense des droits pour promouvoir la compréhension scientifique et les soins médicaux.

Sa longue liste de références comprend: Professeur de maladies infectieuses et tropicales à la Faculté de médecine Paris-Ile de France-Ouest, Université de Versailles-St Quentin en Yvelines (Paris-Saclay) ; Chef du département de médecine du CHU Raymond Poincaré (Garches) et membre de l'Unité de recherche de l'université en biostatistique, biomathématique, pharmaco-épidémiologie et maladies infectieuses ; Vice-président de la Fédération française contre les maladies vectorielles à tiques et président de son comité scientifique; ancien directeur-adjoint du Centre national de référence pour la tuberculose et les mycobactéries de l'Institut Pasteur à Paris et ancien président du Collège français des professeurs des maladies infectieuses et tropicales. Ce médecin universitaire est également co-fondateur et ancien président de la Fédération française d'infectiologie ; président du Groupe technique consultatif national pour la vaccination ; il a été président du groupe de travail de l'Agence française des médicaments pour les Recommandations nationales fondées sur des données probantes pour le traitement antibiotique des infections respiratoires ; investigateur principal de plusieurs grands essais cliniques sur le VIH, les mycobactéries et les hépatites virales pour l'Agence nationale de recherche sur le SIDA ; Président de la Commission des maladies transmissibles du Conseil supérieur d'hygiène publique de France puis de la Commission des maladies transmissibles du Haut conseil de la santé publique ; membre du Comité scientifique de l'Institut français de recherche en microbiologie et en infectiologie ; président au sein du Conseil national des universités de la sous-section Maladies infectieuses et tropicales ; membre et vice-président du Groupe technique consultatif européen pour la vaccination de l'OMS (ETAGE) ; auteur ou coauteur de plus de 300 publications scientifiques.

Christian Perronne a été le moteur du nouveau plan national du gouvernement français pour les maladies vectorielles à tiques. Depuis septembre 2018, ce programme est la stratégie gouvernementale la plus avancée, la plus réaliste pour combattre cette épidémie parmi tous les plans gouvernementaux existants dans le monde.

Ce plan devrait permettre aux médecins généralistes français de soigner les patients atteints de la maladie de Lyme avec des antibiotiques, pendant au moins un mois même si la sérologie de Lyme est négative (traitement antibiotique d'épreuve permettant de confirmer l'origine bactérienne du syndrome si les signes régressent, voire s'aggravent au début, sous traitement, NdT). Le plan insiste aussi sur la nécessité de traiter les femmes enceintes présentant des symptômes, même si elles sont séronégatives.

Si le médecin de famille juge nécessaire de prolonger le traitement, il devra travailler avec un centre d'expertise et décider alors de la thérapie pour une infection persistante. Toutefois les autorités françaises exigent que le médecin généraliste informe sur le type de traitement, la réaction clinique aux soins et la santé à long terme du patient. Ces informations devront être recueillies dans des bases de données à des fins de recherche.

(Dans la *Recommandation de bonne pratique de la Haute Autorité de Santé* de juin 2018, il est prévu que les centres d'expertise doivent inclure dans leur organisation des membres des associations représentant les malades de Lyme. Or malheureusement en 2019, des pressions de la Société de Pathologie Infectieuse de Langue Française sur les directions du ministère de la Santé ont exclu la présence des malades dans les centres. Les centres proposés sont tous dirigés par des infectiologues qui ne reconnaissent pas la forme chronique de la maladie de Lyme, qui prétendent que la sérologie est fiable à presque 100% et que trois semaines de traitement suffisent ! Ce revirement du ministère est vécu par les malades comme une trahison et une violation de la démocratie sanitaire, NdT).

Le plan français ne reconnaît pas le PTLD$ mais le syndrome persistant polymorphe après une possible piqûre de tique ou SPPT, définition qui a l'avantage de ne pas se limiter à la maladie de Lyme mais de tenir compte des infections associées bactériennes, parasitaires ou virales et qui inclut la persistance microbienne parmi les facteurs qui entretiennent les signes et symptômes (NdT) et aborde quelques idées erronées répandues par les acteurs de $Lyme pour maintenir le statu quo.

Ainsi il stipule:

> *" Il faut dire adieu à la fausse distinction entre les pathologies psychosomatiques et les maladies biologiques-organiques ....Un médecin qui ne sait pas comment traiter ses patients atteints de la maladie de Lyme ou d'autres infections transmises par les tiques ne doit pas soigner les maladies biologiques-organiques avec des traitements réservés aux maladies psychosomatiques.*
>
> *Toutefois, le traitement du stress mental causé par ces infections, ainsi que les troubles psychiatriques résultant de dommages neurologiques engendrés par des infections, peuvent se rajouter au traitement antimicrobien des infections et des maladies biologiques.*
>
> *Ces thérapies psychologiques ou psychiatriques ne peuvent être mises en œuvre que s'il existe des indices prouvant qu'elles sont utiles et après que le patient ait fait l'objet d'une évaluation approfondie par des spécialistes psychiatres et neurologues ".*

En 2016, le professeur Perronne recevait un *titre honorifique supplémentaire*, lors d'une conférence plénière donnée à l'Académie Nationale de Médecine en France.

Son intervention avait attiré du monde. Le balcon était rempli de journalistes, de malades et de médecins Lyme. Dans l'auditoire se tenait l'ancien président de l'Académie de médecine, le professeur honoraire Marc Gentilini, spécialiste des maladies infectieuses.

L'universitaire Christian Perronne a pointé du doigt la faible fiabilité des tests sérologiques-standard de Lyme, la persistance de l'infection et la fréquence des co-infections. Il a persistance de l'infection et la fréquence des co-infections (33). décrit les nombreuses erreurs et distorsions dans la plupart des études menées pour évaluer les traitements de Lyme. Il étayait ses affirmations avec de solides références.

Lors des questions-réponses l'académicien Gentilini s'est permis de donner des ordres plutôt que de poser des questions. Ses remarques commencèrent par: *"Je vous ordonne de vous rétracter immédiatement "*, tout en clamant que l'orateur avait tenu des propos irrationnels. Puis, devant des centaines de témoins et les médias,

Gentilini accuse Perronne d'être un terroriste !

Ces récriminations furent suivies de huées en provenance du balcon. Le Pr Perronne a répondu calmement mais résolument aux accusations du Pr Gentilini. Des applaudissements sonores accueillirent sa réplique, faisant pâlir le visage de Gentilini.

---

33) Voir Pr Christian PERRONNE, *La vérité sur la maladie de Lyme, Infections cachées, vies brisées, vers une nouvelle médecine,* Paris 2017, ed. Odile Jacob.

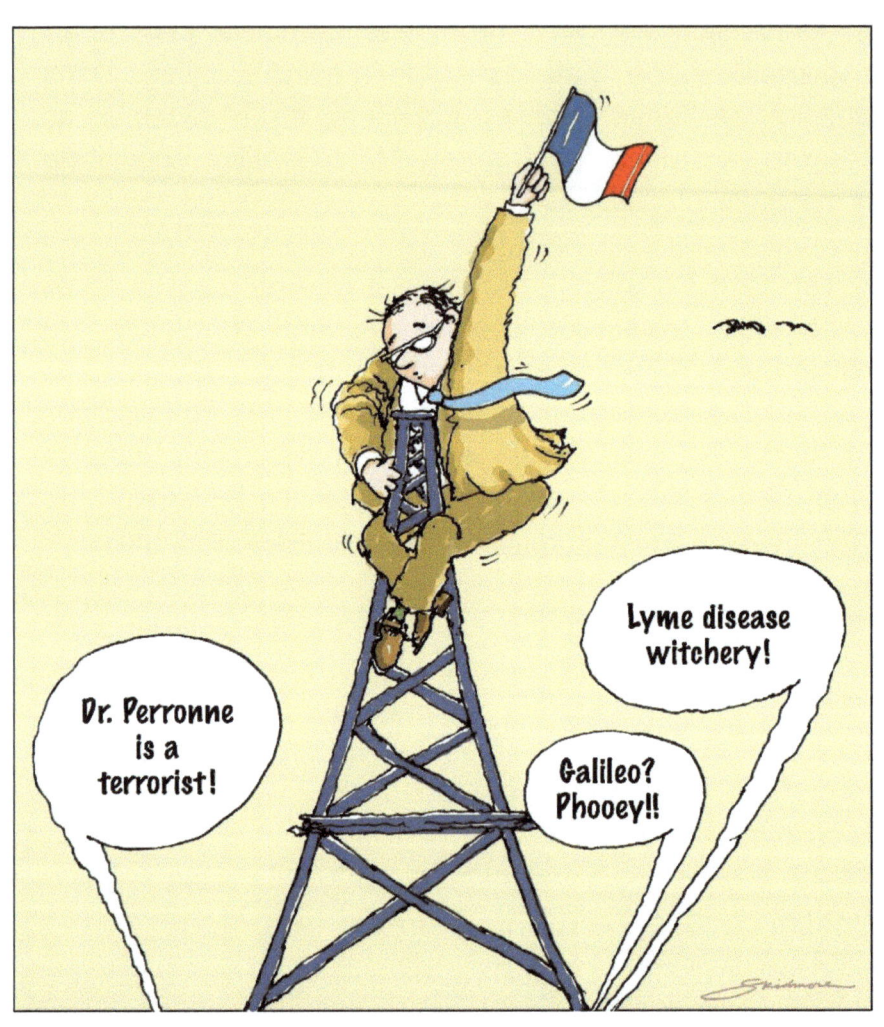

Fig. 9 - *Le Dr Perronne est un terrorist !*
- Galilée? Pouah!
- Maladie de Lyme – Sorcellerie.Patho

2. Faire taire puis licencier

L'histoire suivante, également vraie, se passe en Norvège. Mes recherches sur $Lyme ont révélé des situations similaires concernant de nombreux pays. Menaces, sanctions, restrictions, perte des financements sont utilisées à maintes reprises pour étouffer la science qui s'oppose à la propagande et à la domination de $Lyme.

Le cas du professeur norvégien Morten Laane

Le professeur Morten Laane, spécialiste norvégien de microbiologie, a bénéficié des décennies durant du respect de la part de ses collègues et étudiants. Travaillant à l'Université de Bergen pour essayer de mieux comprendre les agents pathogènes. Il s'est intéressé de plus près à la borréliose de Lyme.

Différents types de méthodes de diagnostic permettent d'identifier les agents infectieux. Si la culture d'organismes vivants à partir d'échantillons de patients est généralement considérée comme l'étalon-or, tous les agents pathogènes, ne peuvent pas être cultivés.

Depuis plus d'un siècle déjà, des chercheurs scientifiques tentent de cultiver l'agent causal de la syphilis, mais sans succès. À l'époque où le biologiste Morten essayait de détecter la maladie de Lyme, la microscopie était le grand moyen de référence pour diagnostiquer la syphilis. Or les bactéries de la syphilis et des borrélioses appartiennent à la même famille d'agents pathogènes (les spirochètes) au point que les scientifiques et les médecins les considèrent comme des cousins.

Morten s'attela à trouver un système pour cibler les borrélies dans le sang et ce, avec succès. En 2013, sur la base de ses recherches, il a publié avec un collègue " *Une méthode simple pour la détection de Borrelia, spirochètes vivant dans le sang humain, à l'aide des techniques classiques de microscopie*"[34]. Cette méthode permet de diagnostiquer puis par la suite de traiter les patients selon la mise en évidence de la bactérie, indépendamment d'un traitement antibiotique antérieur.

Morten avait été invité à présenter ses travaux à un congrès scientifique. Son université, qui avait dû vraisemblablement subir la pression de $Lyme, l'a menacé de le virer s'il faisait sa conférence.

Si le chercheur s'est conformé aux exigences de son université, il a partagé alors ses découvertes via les canaux de communication visuelle et non verbale. L'université l'a licencié et de plus a fermé son laboratoire. L'article publié, a même disparu de la revue scientifique, mais les preuves intactes de ses travaux ont été conservées [35].

---

34) Voir *Short description of Morten Lanne's method of detection* [Brève description de la méthode de détection de Morten Lanne] https://www.youtube.com/watch?v=QTlcgCql2k0

35) Morten M. Laane, Ivar Mysterud, *A simple method for the detection of live Borrelia spirochaetes in human blood using classical microscopy techniques* [Une méthode simple pour la détection de spirochètes vivants de Borrelia dans le sang humain en utilisant des techniques classiques de microscopie] *in* Biological and Biomedical Reports, 2013, 3 (1), p. 15-28 http://counsellingme.com /microscopy /MysterudAndLaane.pdf.

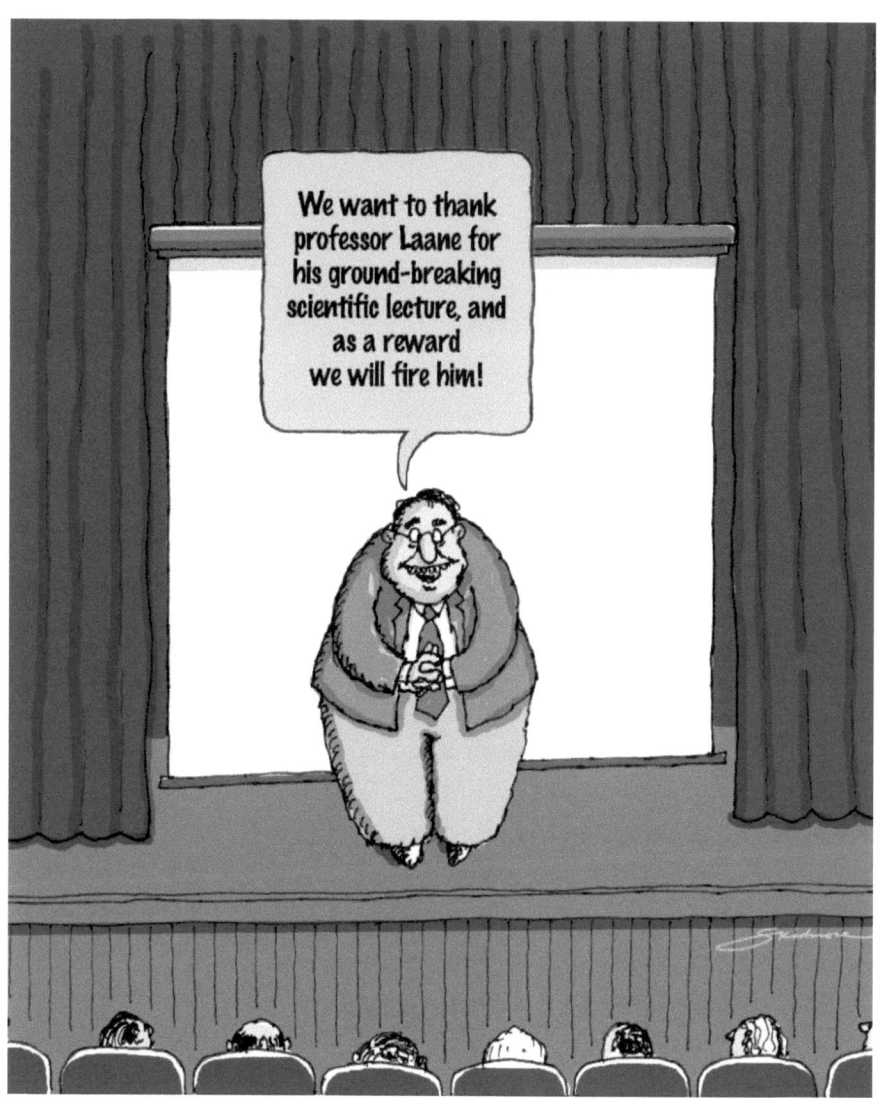

Fig. 10 - *Nous voulons remercier le professeur Laane pour son exposé scientifique novateur et en guise de récompense, nous le congédions!*

3. Désinformer, voire calomnier, pour cacher son manque d'arguments scientifiques

Il semble que certains professionnels de $Lyme soient prêts à toutes les bassesses pour se donner une stature et masquer l'absence de preuves soutenant leurs arguments.

Le cas du Dr Johan Bakken

En octobre 2011, le Professeur Åse Bengaard Andersen, Président de la Société danoise de médecine infectieuse, ouvrait une conférence internationale sur l'enseignement médical lié à la maladie de Lyme dans le cadre de la formation continue des médecins investis dans Lyme. Des représentants d'Allemagne, de Suède, des États-Unis et du Danemark participaient à la conférence. Neuf des dix exposés portaient sur l'information scientifique et médicale.

L'après-midi, l'ancien président de l'IDSA, le Dr Johan Bakken, a fait un exposé portant sur *L'évidence scientifique et les conséquences politiques des recommandations Lyme 2006 de IDSA* [36]. Sa présentation ne contenait que très peu d'éléments conformes à la formation médicale continue ; elle portait principalement sur la société ILADS (*International Lyme and Associated Diseases Society*), le concurrent de l'IDSA dans le traitement de la maladie de Lyme et des autres maladies vectorielles à tiques.

---

36) Le Dr Bakken est consultant en maladies infectieuses à l'hôpital St. Luc et professeur agrégé clinicien à la faculté de médecine de l'Université de Duluth dans le Minnesota. Il a présidé des conseils de sociétés au niveau de l'Etat et des Régions avant de devenir le président de l'IDSA en 2016. Il a siégé au groupe de travail diagnostic de Lyme et a contribué aux *Recommandations 2006* de l'IDSA pour la borréliose de Lyme.

Cet exposé contenait des affirmations fausses, diffamatoires et calomnieuses contre l'ILADS. Devant un public médical et scientifique international, il affirmait que les membres de l'ILADS ont eu recours au harcèlement et aux menaces de meurtre, en citant une publication sans preuve de cette déclaration ahurissante.

Qu'est-ce qui peut contraindre un médecin à faire de telles affirmations ? La raison serait-elle que $Lyme n'a aucun fondement médical et scientifique pour défendre les recommandations de l'IDSA ?

Le cas du Dr Art Weinstein
Le Dr Art Weinstein, d'origine canadienne, a fait un usage inhabituel de la réunion de sa promotion en mai 2017 à l'Université de Toronto. Devant ses pairs, il a fait de fausses déclarations, désobligeantes, diffamatoires envers les patients, les défenseurs et les médecins qui traitent des cas persistants de Lyme. Il a même montré des photos de squelettes avec des tee-shirts portant l'inscription " Lyme existe ".

Comme dans le cas précédant de Johan Bakken, l'orateur n'a su fournir aucune source pour ses déclarations pour le moins surprenantes.

Art Weinstein est un rhumatologue installé aux Etats-Unis qui a des liens de longue date avec l'IDSA. Il a été dénoncé pour des conflits d'intérêts alors qu'il conseillait le groupe d'experts de l'IDSA, sur l'élaboration des recommandations 2006 sur la maladie de Lyme.

Espérons que ses camarades de promotion ont aimé le spectacle !

4. Récompenser la mauvaise conduite des acteurs de $Lyme

Les acteurs de $Lyme associent habituellement impunité et privilèges. Il est habituel qu'ils soient à peine réprimandés pour des fautes graves dans leurs actions ou leurs jugements. Leurs actions les mènent souvent à des promotions et à des récompenses financières basées sur des performances et des recommandations douteuses.

Leur tâche principale semble être de refuser de reconnaître la maladie de Lyme et d'attaquer ceux qui traitent les cas compliqués et chroniques. Ils sont consultés en tant qu'experts, bien rémunérés, dans des affaires médicales et juridiques, d'une part pour réfuter tout diagnostic et traitement aux patients, d'autre part pour retirer le droit d'exercice aux médecins, qui pourtant se basent sur des pratiques de traitement de la maladie de Lyme conformes aux données internationales de la science (revues par *l'Institute of Medicine*, IOM).

Dans les cercles académiques du monde de $Lyme, nombreux sont ceux qui ne font que reprendre des articles de la littérature médicale, citant d'anciens travaux originaux qui, en fait, ne reposaient sur aucune preuve. Ils brandissent la longue liste de cette propagande recyclée, le nombre d'articles se citant les uns les autres finissant par brouiller les esprits et à masquer que tout ce château de cartes repose sur du vent, sans aucune évidence scientifique.

Voici un exemple parmi tant d'autres de ce concept impunité et privilèges.

Le Dr James Calvert soutenu par $Lyme
En instance de jugement pour mort par négligence d'un patient, le Conseil médical de l'Etat d'Orégon l'a réhabilité dans ses fonctions, avant de suivre le programme de recyclage médical exigé. A sa réintégration, le Dr Calvert a été nommé directeur de l'Organisme de soins communautaires de l'Orégon du Sud (CCO).

Les CCO mettent en œuvre le plan de santé de cet Etat pour les patients à faible revenu. En tant que directeur, il a entravé l'accès au diagnostic et au traitement de Lyme pour nombre de personnes dont un enfant gravement malade d'une famille pauvre. Cet enfant avait des antécédents avérés de piqûres de tiques, des tests de borréliose positifs et en plus des symptômes d'arthrite de Lyme. Il a développé à la fois de graves complications cardiaques menaçant sa vie, ainsi que neurologiques apparentes. Les parents se sont tournés vers ce médecin pour la prise en charge. Le docteur leur a répondu avoir consulté un neurologue déclarant que les tests de laboratoire de l'enfant étaient " de faux positifs ".

Depuis mars 2017, ce docteur a un rôle de consultant influent pour le ministère de la Santé de l'Oregon. On s'adresse à lui pour dénoncer les médecins qui soignent les personnes souffrant de cas chroniques de la maladie de Lyme et/ou de co-infections.

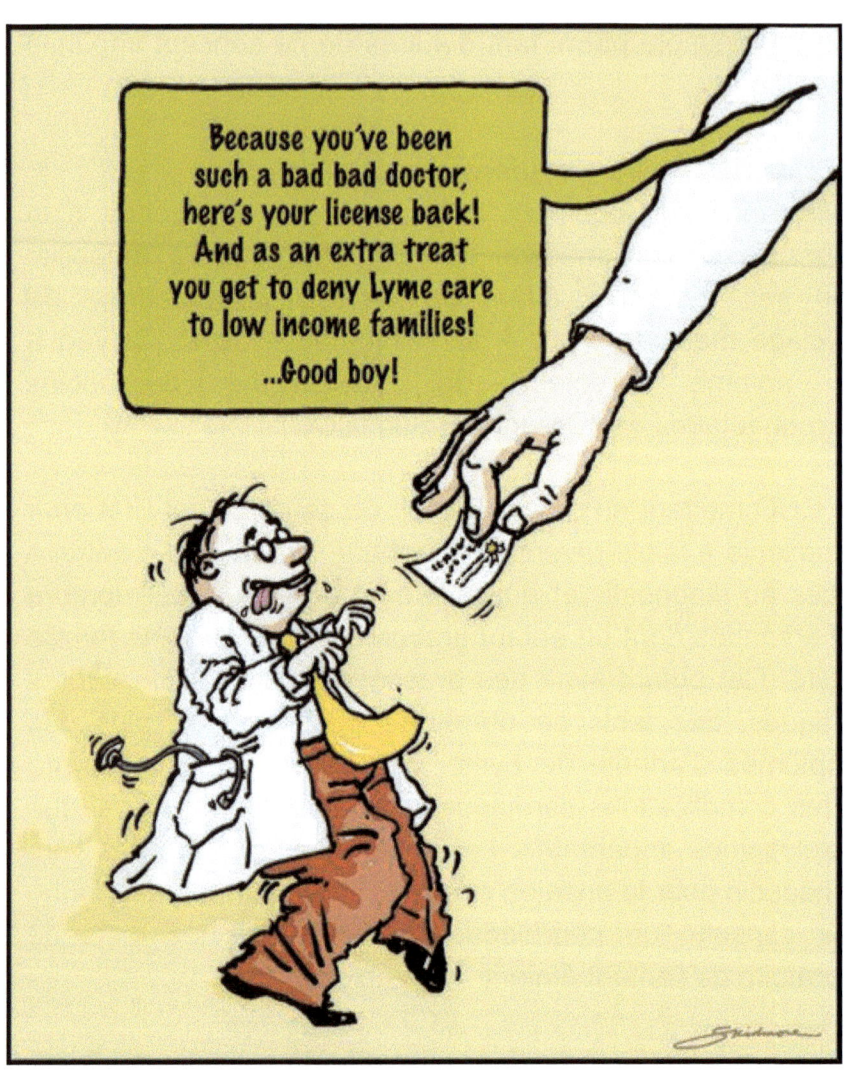

Fig. 11 - Tu as été un bien mauvais docteur, mais tu vas récupérer ta licence!
Et comme bonus tu refuseras le traitement de la maladie de Lyme aux familles pauvres ! Brave garçon!

5. Menacer de soustraire les enfants à l'autoriré parentale

Presque chaque semaine, des parents désespérés, un peu partout dans le monde, se tournent vers moi et me demandent quoi faire pour empêcher le gouvernement de leur prendre leurs enfants traités pour Lyme. Ces parents sont connus des autorités pour diverses raisons.

Parfois, des enquêtes ont été déclenchées pour cause d'absentéisme des enfants à l'école. D'autres fois, elles sont provoquées par les seules critiques des parents à l'égard de la politique mal avisée du gouvernement contre l'épidémie de Lyme. J'ai été expert pour les tribunaux dans certains cas survenus aux États-Unis.

Aux Pays-Bas, au Canada, aux États-Unis, en France, au Royaume-Uni et dans d'autres pays, les parents d'enfants souffrant de cas compliqués sont accusés de *syndrome de Münchhausen par procuration.* Ce dernier est un trouble mental dans lequel une personne nuit volontairement à une autre personne.

Certains gouvernements paient des organismes privés pour gérer leurs dossiers de protection de l'enfance. Ils reçoivent de l'argent pour chaque enfant. Ces organisations ont de fortes incitations financières pour retirer la garde des enfants à leur famille et les priver des soins médicaux pour la maladie de Lyme. Maints pays signalent que ces enfants sont placés dans des hôpitaux psychiatriques et forcés de prendre des psychotropes.

Une organisation néerlandaise indépendante pour la défense des enfants (BVIKZ) a commencé à enquêter sur ces (fausses) allégations de négligence et d'abus des parents envers des enfants, faites par les Services néerlandais de protection de l'enfance. En mars 2017, ils ont recensé 168 cas individuels, dont plus de 30% concernaient des jeunes traités pour la maladie de Lyme.

Malheureusement, le gouvernement néerlandais a été mis sous influence et a gobé les recommandations frauduleuses du $Lyme/PTLD$. Tout enfant qui reçoit un traitement antibiotique, même de courte durée pour Lyme mais qui ne peut plus suivre de cours, est classé dans la catégorie, soit des malades psychosomatiques, soit des victimes de mauvais traitements des parents. Les écoles sont connues pour exploiter cet abus.

L'investigation signale que probablement moins de 1% de la population souffre du syndrome de *Münchhausen par procuration*, trouble très difficile à diagnostiquer. Le journal télévisé néerlandais a montré comment cette organisation conciliatrice a déclaré (à tort) que les enfants malades manquant l'école étaient des cas de syndrome de *Münchhausen par procuration*. Or cette organisation est financée par le gouvernement néerlandais.

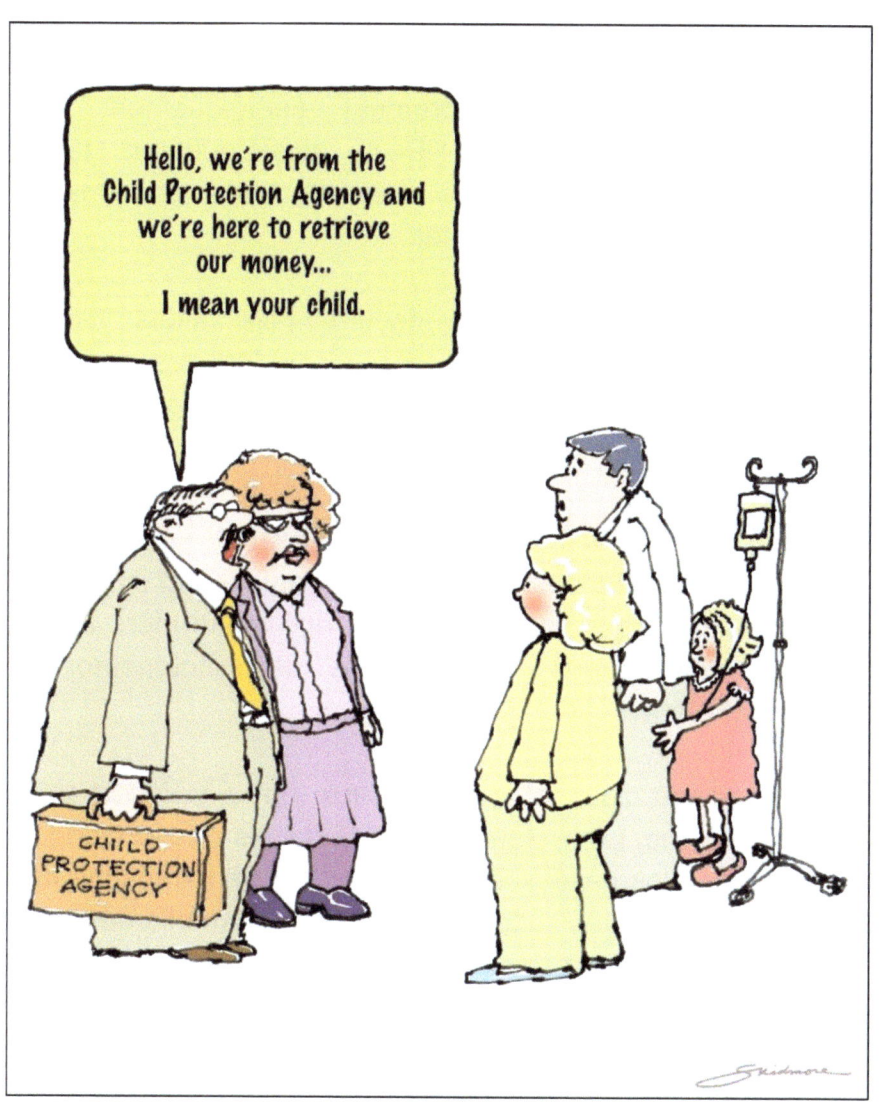

Fig. 12 - *Bonjour, nous sommes de l'Agence de protection de l'enfance et nous venons récupérer notre argent.... Je veux dire votre enfant.*

6. Si tout le reste échoue: euthanasier !

Le gouvernement danois promeut énergiquement les recommandations Lyme de l'IDSA, ainsi que les tests sérologiques standard de Lyme. Il étouffe toutes opinions et pratiques scientifiques divergentes.

Il a par exemple sponsorisé un documentaire intitulé "Triche ou *Borrelia* " produit par TV2. Il y discrédite des patients danois lymés mais aussi des laboratoires et des médecins qui aident ces malades à se faire diagnostiquer et traiter.

Tabitha Nielsen – quelque chose est pourri au Danemark.
Le gouvernement danois avec son documentaire ont infligé de graves souffrances à Tabitha Nielsen, une jeune mère à qui on avait diagnostiqué une maladie des motoneurones incurable et mortelle [37].

Ayant demandé d'autres avis médicaux, on lui a décelé une maladie de Lyme. Le système de santé danois refusant de lui accorder les soins nécessaires elle a lancé une campagne de collecte de fonds avec succès. Sa santé s'est améliorée avec le traitement ; elle est devenue une critique virulente sur le sujet Lyme et sur la façon dont le système de santé danois l'avait envoyée à la mort, au lieu de traiter sa maladie de Lyme [38].

---

37) La sclérose latérale amyotrophique (SLA) étant la plus fréquente de ces maladies et connue sous le nom de maladie de Charcot [NdT].

38) Le Dr David Martz, interniste, hématologue, oncologue américain, a expliqué comment sa maladie de Lyme, diagnostiquée à tort comme étant une SLA, avait répondu à un traitement antimicrobien prolongé contre l'infection pour la maladie de Lyme. Ce cas est publié. Cf. Harvey, WT,

L'équipe de TV2 a trompé les patients de Lyme interviewés pour le documentaire. Ils avaient affirmé qu'ils seraient justes et compatissants à l'égard de la situation. Au lieu de cela, l'interview et les images de Tabitha ont été retravaillées pour paraître pathétiques, irréalistes et la présenter comme une proie facile pour quiconque promettait d'améliorer sa santé.

La propagande $Lyme du gouvernement a été efficace car, suite à la diffusion du documentaire, leurs supporters ont retiré les aides financières à Tabitha. Sans accès aux traitements, sa santé s'est rapidement détériorée. Les autorités danoises l'ont informée que les futurs soins hospitaliers seraient restreints à un respirateur et à des soins palliatifs.

Or peu après la diffusion du documentaire, on a constaté que les cadres de TV2 avaient perçu presque le double du salaire des cadres des chaînes de télévision privées au Danemark.

Martz, D., *Motor neuron disease recovery associated with IV ceftriaxone and anti-Babesia therapy* [Récupération de la maladie motrice neuronale associée à la ceftriaxone IV et au traitement anti-Babesia] *In* Acta Neurologica Scandinavica. Volume 115 Numéro - 2.2007.Blackwell Publishing LTD. UR - http://dx.doi.org/10.1111/j.1600-0404.2006.00727.x

La propagande de $Lyme paie bien - et tue !

Teike van Baden: euthanasie au lieu d'antibiotiques génériques

Dans différents pays, l'euthanasie est une option ultime pour les personnes souffrant de maladies mortelles avec des souffrances insupportables. La loi néerlandaise de 2002 sur le contrôle de la fin de vie sur demande et l'aide au suicide stipule que l'euthanasie doit être pratiquée selon des critères de diligence raisonnable, tels que " *l'absence d'alternatives acceptables pour contrer la souffrance intolérable et sans espoir du patient* ".

Avant d'être piqué par une tique, Teike Van Baden était un jeune homme en bonne santé menant une vie bien remplie. Il aimait son travail stimulant dans la musique, le jogging le matin et une vie sociale active. Sa piqûre de tique avait été suivie d'un érythème migrant typique, d'une paralysie faciale et d'autres symptômes indiquant une infection aiguë à *Borrelia*. Selon les symptômes classiques, il a développé de sévères maux de tête, une sensibilité à la lumière et au son, des crampes et des crises convulsives. De plus, il a présenté de graves complications neurologiques, articulaires et cardiaques.

Malgré le signalement des piqûres de tiques, des érythèmes migrants, ses consultations dans les centres médicaux ou les hôpitaux n'ont pas abouti à des tests de Lyme. Dans son désespoir, Teike van Baden est allé voir un expert non agréé par son assurance maladie. Les tests de laboratoire ont confirmé qu'il avait à la fois une maladie de Lyme et une infection à *Bartonella*. Il réagissait bien aux antibiotiques génériques, mais rechutait par contre à chaque arrêt de traitement.

En 2017, les dossiers médicaux ont montré que sa qualité de vie était tolérable avec un traitement antibiotique. Malheureusement, il a eu du mal à financer ses traitements. Lorsqu'il a exploré les possibilités avec son assureur Zilveren Kruis, celui-ci lui a répondu ne pas pouvoir prendre en charge les frais médicaux pour son état, mais par contre pouvoir payer pour une euthanasie !

Le jeune homme a reçu cette correspondance polie mais meurtrière de son assureur à l'âge de 29 ans !

J'ai le plaisir de vous informer que Teike est toujours parmi les vivants et s'est engagé à faire progresser tout diagnostic et traitement de cette maladie de Lyme. Il interviewe des médecins et des scientifiques reconnus et rédige des articles mûrement réfléchis sur le sujet.

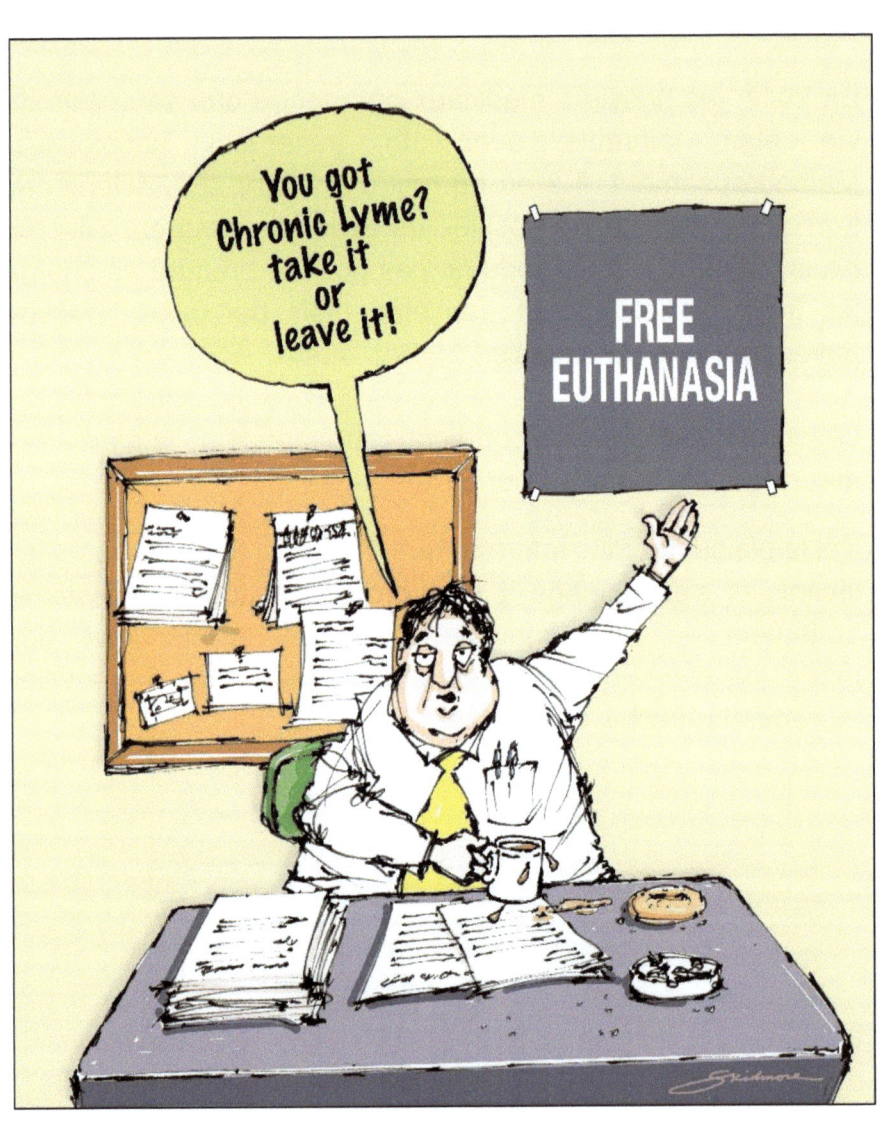

Fig. 13 - Vous souffrez d'un Lyme chronique ?
A prendre ou à laisser !
L'euthanasie est gratuite.

*Corruption is authority
plus monopoly
minus transparency.*

La corruption est l'autorité, le monopole en plus, la transparence en moins.

QUATRIÈME PARTIE

DROITS DE L'HOMME
UNE BATAILLE ACHARNÉE

*I will not let anyone walk through my mind
with their dirty feet.*
Je ne laisserai personne traverser mon esprit
avec ses pieds sales.
Mahatma Gandhi

CHAPITRE 11: CAMOUFLAGE REQUIS POUR LUTTER CONTRE $LYME

De retour en Floride, la *Dream Team* avait 86 jours pour respecter l'échéance de mars 2017 pour la CIM-11 et élaborer une stratégie pour amener l'OMS à modifier les codes pour le Lyme.

Regardant la spirale $Lyme sans fin et lisse comme une anguille sortie des fables pseudomédicales tissées pendant des décennies, il était clair que pour aller de l'avant, nous devions changer de cadre et de langage sur la façon de présenter cette épidémie aux populations. Mon expérience d'années de travail dans le domaine des droits de l'Homme n'était pas de trop face à l'ampleur de la fourberie de $Lyme.

Nous devions arrêter de nous limiter aux débats médicaux et scientifiques contrôlés par les acteurs de $Lyme, les comités de rédaction des journaux médicaux majeurs, les centres universitaires, les entreprises privées de santé ou encore des organismes gouvernementaux. Nous devions dévoiler cette situation, à savoir des décennies de violations des droits de l'Homme mises en scène et appliquées par de nombreux acteurs à travers le monde.

Pourquoi présenter les tests comme un choix entre différentes technologies ? Nous devions cerner l'obstruction à l'accès aux tests qui répondent à des normes sérieuses.

Pourquoi débattre des avantages et des inconvénients des options de traitement ? Nous devions mettre en lumière les entraves délibérées bloquant l'accès à des options de traitement conformes aux données internationales de la science. Nous devions révéler la scandaleuse vérité que les médecins qui traitent correctement ces patients sont menacés et risquent régulièrement de perdre leur travail et leurs moyens de subsistance.

Nous devions dénoncer les actes inhumains, scandaleux de gouvernements et d'organisations payées pour retirer la garde des enfants malades à leur famille. Nous devions montrer l'immoralité et l'indécence des pratiques offrant l'euthanasie aux personnes gérant leurs souffrances à l'aide de médicaments antimicrobiens génériques.

Le plus important était de montrer le lien entre ces diverses violations de droits de l'Homme et les codes restreints de la CIM-10 concernant le Lyme.

La seule façon d'être entendu était d'écrire des rapports compréhensibles et bien documentés. Il a fallu constituer des dossiers rassemblant les preuves médicales, scientifiques et divulguant les violations des droits de l'Homme associées à cette épidémie, afin de faire progresser le programme de la CIM. Les rapports exigeaient de montrer les échecs des acteurs étatiques, face à cette crise mondiale de la santé et leur complicité dans la recherche du profit.

Ces rapports n'étaient qu'une première étape. Un soutien politique au plus haut niveau était nécessaire. Nous avions besoin d'être entendus par les décideurs responsables des problèmes soulevés. L'action la plus stratégique était d'obtenir un rendez-vous avec deux Rapporteurs spéciaux de l'ONU, défenseurs des droits de l'Homme, tout spécialement pour la protection de la santé.

Le seul moyen d'obtenir une audience auprès de Rapporteurs spéciaux de l'ONU était de rendre notre document le plus convaincant possible parmi les milliers de requêtes reçues.

En tant qu'ancienne baroudeuse dans les arcanes politico-bureaucratiques de l'ONU, je savais que protocoles et procédures devaient être suivis à la lettre pour être crédibles. Nos requêtes à l'OMS devaient également répondre à toutes les exigences, en tenant compte des liens entre les divers départements de l'OMS et le Conseil des droits de l'Homme des Nations Unies.

Nous avons dû nous lancer dans une plateforme bêta numérique très complexe, fournir des documents avec une justification globale pour changer les codes. Nous avons sollicité l'aide de doctorants du Canada et de la Finlande, pour saisir les données sur le système de la CIM-11, afin d'étayer nos recommandations. Chaque entrée était visible dans le monde entier et parfaitement documentée.

Un autre défi a été de trouver des publications internationales référencées mentionnant les nombreuses complications de cette maladie insidieuse. À notre regret, les acteurs de $Lyme avaient éliminé maintes recherches de valeur qui s'opposaient à leur propagande. Notre *Dream Team* ne pouvait faire valoir des complications que si elles étaient basées sur des publications solides, dans des journaux référencés à comité de lecture. Cela signifie que bien que la CIM-11 soit une réelle amélioration, par rapport aux versions précédentes, elle n'abordait toujours pas certains problèmes de Lyme communs et graves.

De nombreuses publications référencées ont servi de support pour proposer l'attribution de **codes aux maladies suivantes:**
Borréliose congénitale,
Infection persistante,
Lymphocytome borrélien,
Granulome annulaire,
Morphées,
Sclérodermie localisée,
Lichen scléro-atrophique
Sclérose latérale amyotrophique (SLA)
Méningite à *Borrelia*,
Néphrite à *Borrelia*,
Hépatite à *Borrelia*,
Myosite *à Borrelia*,
Anévrisme aortique à *Borrelia*,
Anévrisme coronarien à *Borrelia*,
Endocardite tardive de Lyme,
Cardite de Lyme,
Névrite ou neuropathie tardive de Lyme,
Borréliose méningovasculaire et neuro-borréliose avec infarctus cérébraux,
Anévrisme intracrânien,
Syndrome parkinsonien de Lyme,

Méningo-encéphalite ou méningo-encéphalo-myélite tardive de Lyme
Forme atrophique de méningo-encéphalite de Lyme avec démence ou démence présénile subaiguë,
Manifestations neuropsychiatriques,
Maladie de Lyme tardive du foie et autres viscères,
Maladie de Lyme tardive du rein et de l'uretère,
Maladie de Lyme tardive des bronches et des poumons
Maladie de Lyme latente, sans précision.

Je m'attendais à ce que ce rapport à l'OMS ne soit pas bien reçu parce que $Lyme avait ses tentacules partout, mais $Lyme était impuissant à faire disparaître les données que nous avions rentrées dans la plate-forme numérique. De plus, tout rejet de nos recommandations scientifiques par l'OMS nécessitait des justifications publiques valables. Chaque rejet de nos entrées était suivi de demandes formelles de la part de plusieurs départements de l'OMS, ainsi que sur la plate-forme numérique.

Il m'a fallu contacter des membres de mon réseau professionnel international pour nous aider dans cette entreprise, tel cet ancien sous-secrétaire d'État américain qui a obtenu une rencontre à l'OMS grâce à l'ambassadeur pour la Santé mondiale.

Cette interaction dynamique de l'information, des liens et des efforts était mondiale. Malheureusement, ayant fait l'erreur de partager certains plans avec des défenseurs de Lyme que je considérais comme des alliés, j'ai découvert qu'ils avaient essayé de miner notre travail. La situation exigeait le secret et une confidentialité stratégique pour éviter que nos efforts ne soient connus de $Lyme et de ses partisans.

Mes jours et mes nuits disparaissaient entre les fuseaux horaires d'autres pays sous la charge de travail: recherche des sources, mise en forme de rapports synthétiques, démarches pour convaincre les politiciens et détails logistiques.

La *Dream Team* se devait d'avoir des représentants aux réunions importantes à Genève en Suisse. Ne pouvant utiliser son nom pour l'indemnisation des frais, cela a été un défi supplémentaire. Chaque membre devait voyager à ses propres frais, si les contacts étaient obtenus.

Soudain, la situation a tourné en notre faveur lors de l'obtention d'une rencontre majeure avec le Rapporteur spécial des droits de l'Homme et de la Santé. Barbara Buchman, directrice exécutive de l'ILADS, m'a contactée pour demander si nous avions besoin d'un soutien financier pour les vols et les hôtels à Genève. N'en croyant pas mes oreilles, j'ai immédiatement soumis une proposition à l'organisation sœur de l'ILADS, connue sous le nom d'*International Lyme and Associated Diseases Education Foundation* (ILADEF). Celle-ci a financé une partie substantielle de notre premier voyage à Genève. Des représentants de la *Dream Team* d'Australie, des États-Unis, du Nigéria, de la Tchéquie, des Pays-Bas, de la France et de la Suède ont ainsi pu témoigner devant le Rapporteur spécial sur les droits de l'Homme. Des représentants de la Suisse y ont également assisté, de même que des représentants canadiens financés par la Fondation canadienne Lyme.

$LYME EN ACTION AU LIBÉRIA

Entre ces démarches, une mission pour le gouvernement américain m'a conduite au Libéria. J'ai dû me déplacer dans de nombreuses régions du pays pour évaluer comment le gouvernement local faisait la promotion de l'éducation, de l'emploi, des soins de santé et d'autres services pour les populations marginalisées, notamment les personnes handicapées.

Entre les rencontres avec un mamba, serpent vert au venin mortel, dans un bureau et un scorpion géant dans ma chambre d'hôtel à la campagne, j'ai rencontré un nombre incroyable de Libériens motivés et engagés prêts à s'investir pour le progrès de leur nation.

Dans le cadre de mon mandat, j'ai rédigé pour mes collègues des études de cas sur la corruption afin qu'ils y travaillent et trouvent des solutions pour la combattre.

Et vous n'allez pas le croire !

$Lyme était bien présent dans ces études de cas ; les Libériens étaient au courant de cette corruption aux États-Unis et dans le secteur mondial de la santé.

Pendant mon séjour au Libéria, j'ai eu la chance de rencontrer un haut fonctionnaire du Ministère américain de la Santé sur le point de prendre sa retraite. Très ouvert au sujet de $Lyme il m'a dit: ***"Ils ne pourront plus taire la vérité très longtemps"*** et m'a aussi vivement encouragée à continuer avec enthousiasme.

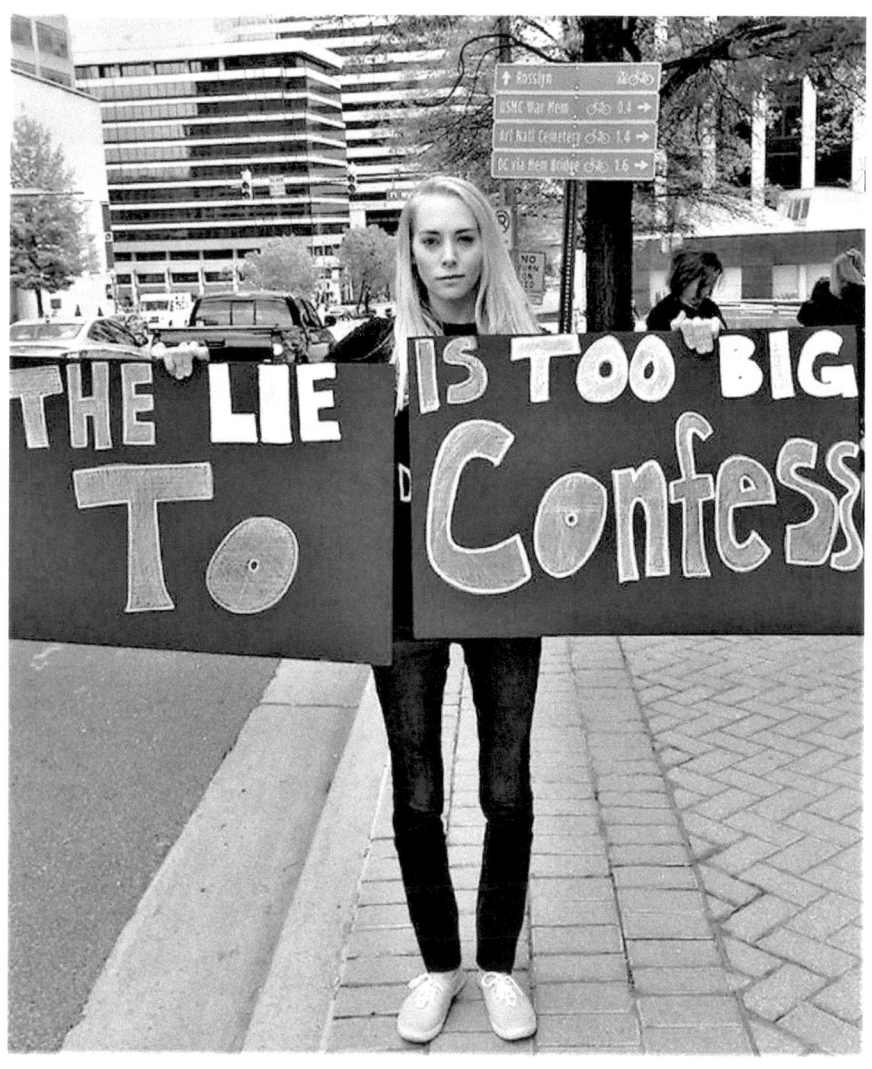

Fig. 14 - *Le mensonge est trop gros pour être avoué.*

Au retour du Libéria et avant un départ pour Genève, il a fallu dresser une liste de toutes les violations des droits de l'Homme, à l'encontre des personnes atteintes de la maladie de Lyme ou de co-infections, mais aussi des personnes qui défendent leurs droits. Ces dernières ce sont les médecins qui s'occupent des malades, mais aussi les parents qui cherchent à protéger le droit de leurs enfants à la vie, aux soins de santé et à l'intégrité physique.

Une soit-disant liste avait été mentionnée lors d'un commentaire public enregistré pour le Groupe américain de travail fédéral sur les maladies à tiques. Elle n'a jamais été publiée par le Ministère de la santé et des services sociaux.

COMBAT POUR LES DROITS DE L'HOMME

Les pratiques scandaleuses associées aux Recommandations Lyme 2006 de l'IDSA ont perpétré quatorze violations des droits de l'Homme dans le monde, elles sont décrites en détail dans onze traités relatifs aux droits de l'Homme.

Ces traités et autres documents internationaux font référence pour la législation internationale relative aux droits de l'Homme et à la protection de ces droits. Les accords ratifiés et signés par les nations, qui soutiennent ces droits, peuvent être utilisés pour faire respecter la protection des droits de l'Homme.

Les droits de l'Homme sont fondés sur le principe du respect de l'individu. Ils partent du principe que chacun mérite d'être traité avec dignité et que ces droits sont universels.

La reconnaissance des droits de l'Homme a évolué au fil des siècles. En réaction à la dévastation de la Seconde Guerre mondiale, les États membres de l'Organisation des Nations

Unies (ONU) nouvellement créée, ont codifié trente articles sur les Droits de l'Homme. Ces droits ont été universellement promus et bon nombre font partie de la constitution des nations démocratiques.

Le point de vue de l'IDSA sur le Lyme se reflète dans l'inexactitude du classement des formes de la maladie de Lyme dans la CIM, bloquant l'accès au diagnostic et au traitement pour des millions de personnes. Les codes ont maintenu une réponse inadéquate à une épidémie qui se propage dans le monde entier.

La borréliose de Lyme est la seule maladie infectieuse connue pour laquelle les médecins agréés, qui traitent leurs patients en adéquation avec les données internationales de la science, courent constamment le risque de perdre leur droit d'exercer et leurs moyens de subsistance.

Ces violations des droits de l'Homme sont décrites dans *The situation of Human Rights Defenders of Lyme and Relapsing Fever Borreliosis Patients* (La situation des défenseurs des droits de l'Homme pour les patients atteints de Lyme ou de fièvres récurrentes borréliennes et ont été enregistrées par les Rapporteurs spéciaux auprès du Conseil des droits de l'Homme.

DROITS DE L'HOMME APPLICABLES [39]

Les droits de l'Homme établis pour les patients atteints de la maladie de Lyme ou de fièvres récurrentes, ainsi que les défenseurs des droits de l'Homme figurent dans différents traités internationaux et régionaux:

- Charte africaine des droits de l'Homme et des peuples

- Convention contre la torture

- Convention européenne pour la prévention de la torture et des peines ou traitements inhumains ou dégradants

- Convention sur l'élimination de toutes les formes de discrimination à l'égard des femmes

- Convention relative aux droits de l'enfant

- Convention relative aux droits des personnes handicapées

- Convention européenne de sauvegarde des droits de

---

39) Pour les détails sur les droits de l'Homme voir *The Situation of Human Rights Defenders of Lyme and Relapsing Fever Borreliosis Patient* [La situation des défenseurs des droits de l'Homme pour les patients atteints de Lyme ou de fièvres récurrentes borréliennes], 1ᵉ edition, mars 2018.
    Coauteurs: Jenna Luché-Thayer, Holly Athern, Robert Bransfield, Joseph Burrascano, Anne Fierlafijn, Theresa Denham, Huib Kraaijeveld, Jennifer Kravis, Mualla McManus, Clément Meseko, Jack Lambert, Sin Hang Lee, Kenneth Liegner, **Christian Perronne**, Kenneth Sandström, Ursula Talib, Torben Thomsen, Jim Wilson. / Réviseurs experts: Gabriela Barrios, Barbaros Cetin, Joseph Jemsek, José Lapenta, Natasha Rudenko, Armin Schwarzbach. / Conseillers: Cees Hamelink, Astrid Stuckelberger.
    Pour contacter l'auteur principal, courriel<jennaluche@gmail.com>
ISBN-10: 1722988061 / ISBN-13: 978-1722988067 / Edition à compte d'auteur, juillet 2018

l'Homme et des libertés fondamentales

- Charte sociale européenne

- Pacte international relatif aux droits civils et politiques

- Pacte international relatif aux droits économiques, sociaux et culturels - L'article 12 décrit les mesures à prendre pour mettre en œuvre le droit à la santé dont:
  * Réduire la mortalité infantile et assurer le développement sain de l'enfant.
  * Améliorer l'hygiène du milieu environnemental et du travail
  * Prévenir, traiter et lutter contre les épidémies, les maladies endémiques, professionnelles et autres maladies
  * Créer des conditions qui garantissent l'accès aux soins de santé pour tous.

- Convention internationale sur l'élimination de toutes les formes de discrimination raciale

De plus, des normes ratifiées à l'échelle internationale stipulent:
* Le droit à la liberté et à la sécurité de la personne s'entend comme interdisant la divulgation non autorisée de données personnelles sur la santé.

* Le droit à l'intégrité physique et à la sécurité de la personne s'entend comme interdisant l'administration de médicaments à un enfant contre la volonté des parents.

* Le droit de ne pas être soumis à des peines ou traitements cruels, inhumains ou dégradants, avec l'obligation des gouvernements d'assurer la santé adéquate et le bien-être des détenus.

* Le droit à l'intégrité physique doit être interprété comme faisant partie du droit à la sécurité de la personne, du droit de ne pas être soumis à la torture ni à des traitements cruels, inhumains ou dégradants et du droit au meilleur état de santé susceptible d'être atteint.

* Le droit à la santé inclut les droits de l'Homme dans les soins aux patients ainsi que les droits économiques et politiques qui définissent le contexte des soins aux patients fournis par les défenseurs des droits de l'Homme.

En conclusion, **la situation des malades de Lyme et de leurs défenseurs montre quatorze violations parmi les onze traités relatifs aux droits de l'Homme.**

VIOLATION DES DROITS DES PATIENTS ET DE LEURS DÉFENSEURS [40]

1. Droit aux meilleurs soins de santé
Les autorités sanitaires de l'État autorisent les mutuelles d'assurance et les organismes d'aides aux familles modestes à refuser les soins médicaux pour la maladie de Lyme et les maladies connexes.

Ces actions politiques entravent l'accès au financement des soins médicaux pour les personnes dont les ressources sont insuffisantes pour se soigner.

Les patients dépendants des programmes familiaux à faible revenu reçoivent bien souvent des soins de qualité inférieure.

2. Droit de ne pas être soumis à la souffrance, à des traitements cruels, inhumains et dégradants
L'État, en restreignant l'accès aux antibiotiques pour la maladie de Lyme et les maladies apparentées, est source de douleurs inutiles, de handicaps, d'insolvabilité et même de la mort de certains patients.

Les responsables de l'Etat infligent des souffrances psychologiques et émotionnelles aux médecins contraints d'abandonner les soins à leurs patients ou interdits d'exercer leur métier en suivant des pratiques conformes aux données internationales de la science (revues par l'Institute of Medicine, IOM).

---

40) Attention ce programme est celui de l'IDSA ! (NdT).

3. Droit à la vie
Les directives obsolètes et politiques de l'État concernant la maladie de Lyme mènent à l'invalidité, à l'insolvabilité et au suicide chez de nombreuses personnes.

4. Droit à la liberté et à la sécurité de la personne
Les patients atteints de la maladie de Lyme sont forcés de consulter un psychiatre en raison de diagnostics erronés de maladies psychosomatiques et psychiatriques et ne reçoivent pas de soins médicaux adéquats pour les infections persistantes.

5. Droit à la vie privée et à la confidentialité
Les données médicales des patients atteints de Lyme sont transmises, sans leur consentement, à des organismes gouvernementaux; ceux-ci harcèlent les médecins traitants qui offrent des soins conformes aux données internationales de la science.

6. Droit à l'information
L'État omet de fournir les informations sur les risques d'invalidité et de décès liés à un Lyme non diagnostiqué et mal traité.

L'État informe de manière incorrecte l'opinion publique sur la fiabilité des tests sérologiques.

Les médecins négligent d'avertir les patients des alternatives thérapeutiques et des risques potentiels en l'absence de soins.

7. Droit à l'intégrité physique

Des médecins omettent de tenir compte du libre choix du patient et de demander son consentement éclairé avant tout traitement.

Risque des médecins d'être radiés de l'Ordre et de perdre leurs moyens de subsistance en traitant des patients atteints de la maladie de Lyme selon les données internationales de la science.

8. Droit de participer à la démocratie sanitaire

Les acteurs du système de santé financent des personnes et des organismes pour recommander que les patients atteints de Lyme, comme les défenseurs de leurs droits, soient empêchés de collaborer à l'élaboration de recommandations sur cette maladie.

Leur participation, quand elle existe, est une simple mise en scène sans engagement politique à changer les choses ou à donner la priorité aux soins de santé.

Ainsi les responsables utilisent des incitations financières souvent illégales afin de créer des notions préétablies pour étouffer toute nouveauté scientifique et pouvoir maintenir le statu quo.

9. Droit à la non-discrimination et à l'égalité

Les médecins, les hôpitaux et les décideurs politiques sont encouragés à affirmer que les patients atteints de Lyme souffrent de maladies psychosomatiques plutôt que biologiques, bloquant l'accès aux soins médicaux de l'infection et de ses complications.

10. Droit à des conditions de travail décentes
Des recommandations de bonne pratique clinique d'une société médicale conformes aux données internationales de la science sont critiquées, réprimées et menacées, ainsi que leurs membres, par des acteurs du système de santé appartenant à une société médicale privée concurrente ou à leurs alliés.

11. Droit à la liberté d'association
Les autorités sanitaires prononcent des sanctions pour empêcher les médecins appliquant des soins conformes aux données internationales de la science, de se rendre à des séminaires.

Les mêmes autorités empêchent les chercheurs scientifiques de donner des conférences pour présenter des tests diagnostiques concurrents de ceux brevetés par l'Etat et ses affiliés.

12. Droit à une procédure régulière
Tout médecin faisant l'objet d'une procédure disciplinaire se voit refuser l'accès à toute preuve produite contre lui avant l'audience.

Tout médecin impliqué dans une procédure judiciaire est soumis à des restrictions sévères et n'est pas convoqué avant deux ans pour une audience.

13. Droit de recours
L'État ne prend aucune mesure pour remédier aux infractions décrites ci-dessus.

Truth is incontrovertible, malice may attack it and ignorance may deride it, but, in the end, there it is.

La vérité est évidente, la méchanceté peut l'attaquer, l'ignorance peut la ridiculiser, mais, à la fin, elle est là.

Sir Winston Churchill

CINQUIÈME PARTIE

LA CIM-11 FRAPPE LES DÉTRACTEURS

Lying is a delightful thing for it leads to the truth.
Mentir est un délice car cela mène à la vérité.
Fiodor Dostoïevski

CHAPITRE 12: REJET DU SLOGAN LYME *"FACILE À DIAGNOSTIQUER, À TRAITER ET À GUÉRIR"* PAR LA CIM-11

UNE BRÈCHE DANS $LYME

En juin 2018, Lada Zavadilová, vétérinaire tchèque, membre de la *Dream Team*, attirait notre attention sur le fait que l'Organisation mondiale de la santé avait publié le projet de la nouvelle classification internationale des maladies CIM-11. Étant allée sur le site de l'OMS, accessible dans le monde entier, j'ai découvert de nouveaux codes améliorés pour le Lyme dans cette onzième version !

Ces nouveaux codes du Lyme montraient que la propagande de $Lyme avait corrompu depuis longtemps les politiques et les directives Lyme dans divers pays.

Par ailleurs les changements innovateurs prouvaient que la stratégie liant les violations des droits de l'Homme au scandale des codes de la CIM, rompait avec des années de débat médical orienté et qu'une nouvelle réflexion s'imposait.

Les Rapporteurs spéciaux et divers fonctionnaires de l'ONU suivaient de près nos exposés sur la manière dont les outils de cette classification statistique pour le Lyme et les Recommandations Lyme de l'IDSA avaient été altérés au point de détruire des vies.

J'ai été très émue d'entendre le Dr Kenneth Liegner témoigner devant un auditoire officiel, qu'après 40 ans de lobbying, il s'intéressait à ces abus. Il a parlé de sa collaboration avec le CDC. En effet une de ses patientes, Vicki Logan, avait eu des résultats négatifs à plusieurs tests sérologiques recommandés par le CDC et l'IDSA. Or le CDC avait identifié la bactérie de Lyme, dans le liquide cérébrospinal de la patiente, après plusieurs traitements antibiotiques. Au départ, l'assurance maladie privée de cette dame avait pris en charge le traitement antibiotique prolongé par voie intraveineuse qui améliorait son état. Plus tard, admise dans un centre de soins géré par Medicaid [41] ce même traitement antibiotique par voie intraveineuse avait été arrêté.

Pendant que Ken cherchait des solutions de remboursement dans le cadre du programme Medicaid, Vicki a eu de graves crises convulsives et a été transférée dans un hôpital local où Ken n'avait pas le droit de la soigner. L'on a découvert que Vicki souffrait d'hypotension artérielle. Son état n'a pas fait l'objet d'un examen approfondi et l'on a persuadé sa famille de signer une autorisation de non réanimation et elle est décédée peu après.

---

41) Medicaid est une assurance maladie limitée dans la durée, financée par le gouvernement pour les personnes pauvres. C'est l'un des deux programmes de la loi sur les soins abordables, plus connue sous le nom de « Soins Obama » (*Obama Care*). Aux Etats -Unis, il n'y a pas d'assurance maladie obligatoire et beaucoup de gens n'ont pas les moyens de se payer une telle assurance [NdT].

L'autopsie a révélé une neuroborréliose persistante de Lyme avec un infarctus aigu du myocarde non diagnostiqué et encore moins traité [42]. Il s'agit là d'un cas scandaleux d'une condamnation à mort de cette femme par la médecine américaine.

La CIM-11 démasque enfin des décennies de déni et de rejet de cette épidémie mondiale alors que des personnes peuvent vivre avec cette maladie quand elle est soignée. Dans cette nouvelle classification, le Lyme ne ressemble plus à une infection *facile à diagnostiquer, à traiter et à guérir* et on y reconnaît spécifiquement des formes cliniques de la maladie dont les complications fatales qui ont emporté Vicki.

LE NOUVEAU VISAGE MONDIAL DE LYME

Les codes de la version **CIM-10** pour la borréliose de Lyme se limitaient à:

A 69 .2   Maladie de Lyme

M 01 .2   Arthrite due à la maladie de Lyme

G 01   Méningite due à la maladie de Lyme

G 63 .0   Polyneuropathie due à la maladie de Lyme

---

42) Communiqué de Presse du 5 juin 2018: *Corruption and Human Rights Violations Against Lyme Doctors, Scientists and Parent Now on United Ntions Record* [Corruption et violations des droits de l'Homme contre les médecins Lyme, les scientifiques et les patients sont désormais enregistrés aux Nations Unies] https://www.linkedin.com/pulse/corruption-human-rights-violations-against-lyme-now-now- luche-thayer/

La **CIM-11** est plus complète mais de nombreux codes supplémentaires sont nécessaires

1C1G	Borréliose de Lyme
1C1G .0	Borréliose cutanée précoce de Lyme
1C1G .1	Borréliose de Lyme disséminée
1C1G .10	Neuroborréliose de Lyme
1C1G .11	Cardite de Lyme
1C1G .12	Borréliose ophtalmique de Lyme
1C1G .13	Arthrite de Lyme
1C1G .14	Borréliose cutanée tardive de Lyme
1C1G .1Y	Autres formes de borréliose disséminée de Lyme
1C1G .1Z	Maladie de Lyme disséminée, non spécifiée
1C1G .2	Borréliose de Lyme materno-foetale
1C1GY	Autres borrélioses de Lyme spécifiées
6D85.Y	Démence due à d'autres maladies spécifiques, classées ailleurs.
	Démence due à la maladie de Lyme
9C20.1	Panuvéite infectieuse dans la maladie de Lyme

9B66.1　　Chorioïdite intermédiaire infectieuse;
　　　　　　Uvéite intermédiaire infectieuse dans la maladie de Lyme

8A45.0Y　Autres lésions spécifiques de la substance blanche due à des infections.
　　　　　　Démyélinisation du système nerveux central due à la borréliose de Lyme.

La CIM-11 reconnaît donc à présent quinze complications de la maladie de Lyme, alors que la CIM-10 n'en mentionnait que trois.

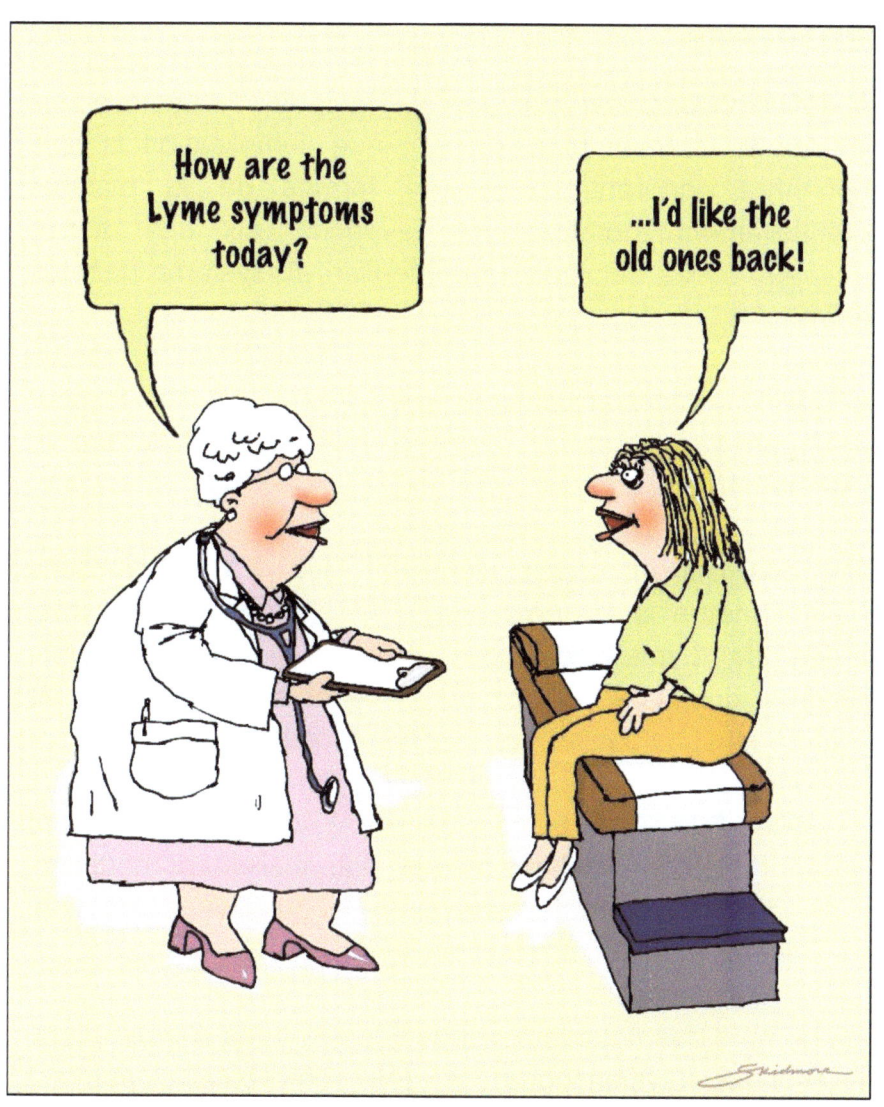

Fig. 15- Comment sont vos symptômes de la maladie de Lyme aujourd'hui?
Je préférerais récupérer les anciens !

REMARQUES

La définition originale d'un cas de maladie de Lyme a mis l'arthrite au premier plan, en tant que complication la plus importante, ignorant les autres formes de la maladie potentiellement mortelles. En revanche, six des quinze nouveaux codes décrivent une infection du système nerveux central.

La CIM-11 montre et confirme que Lyme a une affinité pour les organes à l'abri du système immunitaire tels que le système nerveux central.

Cinq des quinze codes identifient des formes cliniques pouvant mettre la vie en danger: neuroborréliose de Lyme, cardite de Lyme, borréliose materno-foetale de Lyme, démence due à la maladie de Lyme et démyélinisation du système nerveux central due à la borréliose de Lyme.

Les codes CIM-11 de Lyme y décrivent une maladie pouvant entraîner des complications graves, potentiellement mortelles, au niveau du système nerveux central et qui plus est, pouvant être transmise de la mère au fœtus [43].

Bon nombre des nouveaux codes décrivent des complications disséminées (systémiques) et des complications pouvant survenir à un stade avancé. Ils montrent clairement que l'infection n'est pas facile à diagnostiquer.

---

43) Fin 2018, la borréliose congénitale a été retirée des Codes sous la pression du Gouvernement canadien.

Quatorze des 15 codes de la CIM-11 peuvent être appliqués aux formes tardives et persistantes de la maladie.

Les codes soulignent le manque de fiabilité des diagnostics sérologiques recommandés, car ils ne détectent pas l'infection. Ils ont une fiabilité approximative de 50 % chez les hommes et de 40 % seulement chez les femmes. Il existe de trop nombreuses souches pathogènes de Lyme de part le monde et pour certaines pas encore de tests de diagnostic.

La multiplication des codes relatifs aux complications systémiques et aux problèmes de santé connexes révèlent également l'échec quasi général lors d'un traitement par antibiothérapie courte. Dans la phase aiguë de la maladie, le traitement échoue dans environ 20 % des cas. On estime que 36 % des patients traités par antibiotiques, pendant une courte période, développent des complications à long terme, témoin d'une infection persistante.

La nécessité de multiples codes au stade avancé et les complications systémiques prouvent que l'infection n'est pas facile à traiter ou à guérir.

Le site web du CDC écrit: " *Les patients qui présentent encore des symptômes après un traitement tels que la fatigue, des douleurs générales, musculaires et articulaires ont des syndromes post-maladie de Lyme. »* Syndromes dits SPPT en France (syndrome persistant polymorphe après une possible piqûre de tique), ou PLDS, PTLDS (aux Etats-Unis).

Et savez-vous quoi ? Aucun des deux syndromes américains PTLD$ et PLDS (Lyme chronique) n'est mentionné dans la nouvelle CIM-11. Ils ne figuraient déjà pas dans la version précédente CIM-10. Pourquoi ? ils n'ont jamais été validés comme moyens de diagnostic confirmés.

De plus, les détracteurs de Lyme affirment que le fondement théorique de ce syndrome est un trouble psychosomatique, qui a été rejeté par l'*American Psychiatric Association* et a été retiré de ses recommandations.

Les termes PLTD$ et PLDS sont les préférés des apologistes de $Lyme qui nient avec enthousiasme l'épidémie et refusent les soins médicaux aux personnes vivant avec une maladie persistante.

Comment décrire le nouveau visage mondial de Lyme maintenant que la propagande de $Lyme a été désavouée ? Des recherches scientifiques en cours sont encourageantes, elles pourront permettre des traitements plus efficaces.

RÉSUMÉ DES NOUVEAUX CODES CIM-11
Lyme est *difficile à diagnostiquer, à traiter et à guérir* dans de nombreux cas.

La maladie de Lyme est une maladie connue pour être transmise soit par les tiques aux humains soit de la mère au fœtus.

Toute personne en contact avec la nature court le risque d'une infection. Les enfants sont dans la catégorie à haut risque. Les adultes et les enfants qui ont des activités extérieures, sans vêtements de protection et sans répulsifs, ont le plus grand risque d'exposition et d'infection.

Les bactéries *Borrelia* qui causent la maladie de Lyme et les maladies apparentées (les fièvres récurrentes) se trouvent partout dans le monde. Pour nombre d'espèces et souches de *Borrelia*, il n'existe pas encore de tests de diagnostic.

La maladie de Lyme est difficile à diagnostiquer si les médecins ne sont pas formés pour établir un diagnostic clinique tenant compte des autres diagnostics possibles, et surtout tant que nous ne disposerons pas de tests d'identification directe des microbes en cause. La plupart des signes et symptômes précoces de la maladie se retrouvent dans d'autres maladies, ce qui rend le diagnostic d'autant plus délicat.

Certains signes de l'infection aiguë à *Borrelia*, comme un érythème migrant, une paralysie faciale ou un gonflement articulaire sont très évocateurs, mais beaucoup de personnes infectées ne présentent aucune de ces manifestations.

La maladie de Lyme est difficile à traiter avec succès avec des agents antimicrobiens, à moins que le diagnostic n'ait été posé avant la dissémination à tous les organes et la survenue de l'immunodépression induite par *Borrelia*. Les patients peuvent avoir besoin de traitements répétés pour l'infection et les co-infections, ainsi que de soins complémentaires pour améliorer la réponse immunitaire.

Les femmes enceintes non diagnostiquées, non traitées ou mal traitées peuvent faire une fausse couche.

Lyme peut se transmettre par voie materno-foetale ; un fœtus infecté peut souffrir de troubles graves du développement mettant sa vie en danger et mourir.

La maladie de Lyme non diagnostiquée, non traitée ou mal traitée peut entraîner des complications potentiellement mortelles pour le cœur, le cerveau et/ou le système nerveux.

Parmi les autres complications de Lyme, mentionnons l'immunodépression, une fatigue invalidante, les problèmes cognitifs, la dérégulation de fonctions physiologiques ainsi que l'atteinte d'organes conduisant à leur défaillance.

Les personnes dont l'infection a été détectée tôt et soignée immédiatement par un traitement antimicrobien, présentent moins de complications, mais on ne peut pas savoir si l'infection est éradiquée.

Pour des raisons encore indéterminées, il existe un large éventail de réactions très différentes des patients aux traitements antimicrobiens. Le pourcentage de personnes qui font des rechutes plus ou moins régulières ou qui entrent dans le stade chronique est estimé à 36 % minimum.

La CIM-11 contient une procédure pour pouvoir associer le code correspondant à certaines formes d'infection au code Lyme. Le pré-aperçu suivant montre une sélection de codes supplémentaires qui peuvent être rajoutés à un diagnostic de Lyme, (il y en a davantage dans la CIM-11). Un médecin bien informé peut trouver de nombreuses possibilités pour décrire les diverses complications de cette maladie.

Coordination des inscriptions: ajout de détails supplémentaires dans la section borréliose de Lyme ; utilisation d'un code supplémentaire si nécessaire.

Exemples:

1D 00.0	Encéphalite bactérienne
1D 01.0	Méningite bactérienne
1D 02.0	Myélite bactérienne
BC 42.1	Myocardite infectieuse
8B 88.0	Paralysie du nerf facial
9A 10.0	Infections de la glande lacrymale
9C 20.2	Endophtalmie purulente

ÉLABORATION DES CODES DE LA CIM-11 DE L'OMS
La mise en oeuvre de la CIM-11 devait commencer en mai 2019, après confirmation par la 72e Assemblée Mondiale de la Santé. Le lancement mondial peut commencer immédiatement, mais les États membres ont jusqu'au 1er janvier 2022 pour appliquer la CIM-11.

La CIM-11 représente un processus pluriannuel et multilatéral des parties prenantes. Les 193 pays membres des Nations Unies ont été invités à participer ; la plupart ont également assisté aux réunions mises en œuvre par l'OMS et les centres collaborateurs de toutes les régions du monde.

L'engagement des parties prenantes comprend à la fois les gouvernements et les représentants de la société civile. Des représentants gouvernementaux d'institutions médicales, scientifiques, militaires et financières, des experts scientifiques et médicaux du milieu universitaire et du secteur privé, un large éventail de fournisseurs de soins de santé et de médecins, des groupes de patients, des professionnels des soins familiaux et des industries pharmaceutique et de l'assurance étaient tous représentés et ont participé à de nombreuses activités avec les intervenants.

Lors de la Conférence de la CIM-11 en octobre 2016 à Tokyo, au Japon, le Dr Margaret Chan, ancienne Directrice générale de l'OMS, déclarait: " *Cette révision de la CIM fut la plus difficile, la plus complexe et la plus profonde au cours des 100 ans d'histoire de cet outil statistique de normalisation."*

Plus de 450 personnes et institutions du monde entier ont assisté à cette rencontre à Tokyo. Parmi les pays présents: Albanie, Algérie, Argentine, Australie, Brésil, Cambodge, Canada, Chine, Corée, Danemark, Égypte, États-Unis, Éthiopie, Finlande, Inde, Indonésie, Iran, Japon, Kenya, Koweït, Malaisie, Mexique, Mozambique, Myanmar, Namibie, Népal, Ouganda, Philippines, Pays-Bas, Royaume-Uni, Russie, Rwanda, Slovaquie, Sri Lanka, Suède, Tanzanie, Thaïlande, Turkménistan.

Au final la révision de la CIM-11 comporte 10 000 propositions de modifications, plus des examens par des groupes d'experts mondiaux. 31 pays ont déjà testé la mise en œuvre des nouveaux codes avant leur publication prévue en juin 2018.

Cette nouvelle CIM est la première version à pouvoir mettre à jour en permanence les codes. Ces nouveaux processus sont en cours de définition.

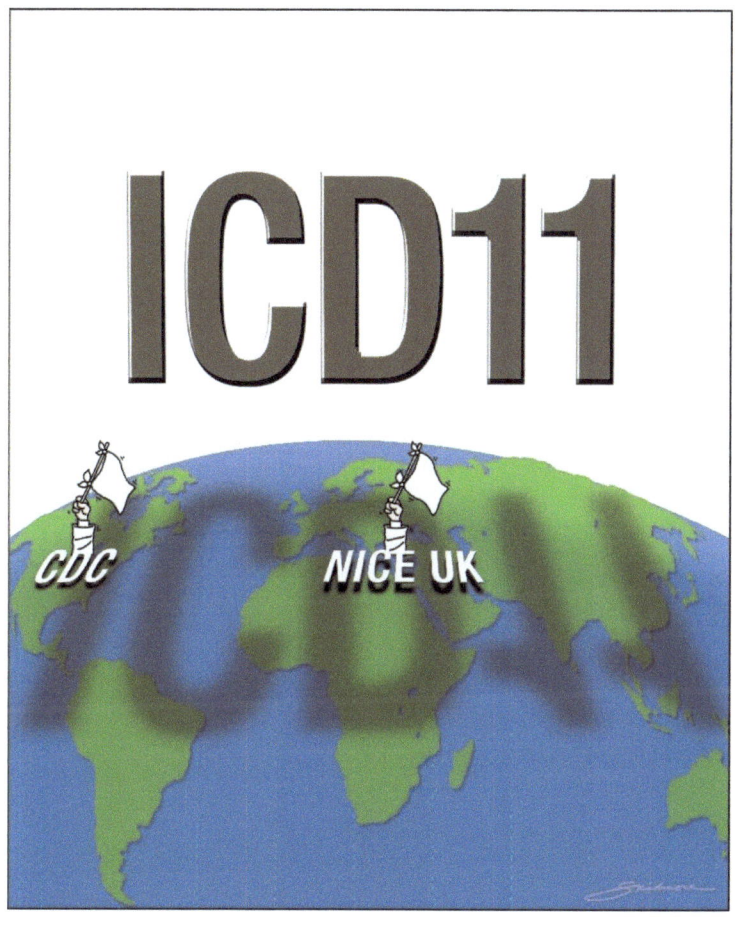

Fig. 16 La nouvelle CIM-11 (*ICD* en anglais) se reflétant sur la carte du Monde où résistent les bastions de $Lyme: le CDC et le groupe élaborant les recommandations en Grande Bretagne (NICE).

*There is no more neutrality in the world.
either have to be part of the solution
or you're going to be part of the problem.*
Il n'y a plus de neutralité dans le monde.
Soit vous faites partie de la solution,
soit vous faites partie du problème.
Eldridge Cleaver

CHAPITRE 13: $LYME RÉAGIT À LA CIM-11 PAR UN SILENCE DE MORT

QUE VONT-ILS DIRE DANS CES CIRCONSTANCES?

L'Organisation mondiale de la santé est une entité unique: c'est la seule institution internationale et intergouvernementale dédiée à la santé publique. Elle n'est pas parfaite, mais elle jouit d'un respect mondial et chaque gouvernement y est représenté.

L'OMS applique des normes de transparence et de responsabilité qui exigent l'inclusion et le respect des meilleures pratiques en matière d'examen scientifique et médical. Chaque nouvelle classification de la CIM pour le Lyme est étayée sur des publications médicales et scientifiques évaluées par des experts de différents pays. Les nouvelles codifications confirment les données scientifiques démontrant la persistance et la gravité de cette maladie, données présentes dans les publications diligemment supprimées et exclues par $Lyme.

Nombre de ces publications représentent des recherches fondamentales déterminantes qui ont pu être réalisées malgré le bloquage de leur financement par $Lyme. Ainsi une grande partie des travaux sur la transmission materno-foetale de Lyme, achevée avant le milieu des années 1990, démontre que l'infection peut causer des fausses couches, de graves troubles du développement fœtal et même la mort du fœtus.

Le professeur Garth Erhlich de l'Université Drexel en Pennsylvanie a été l'une des rares et courageuses personnes à dénoncer publiquement les pratiques, contraires à l'éthique dans l'octroi de subventions, qui bloquent les fonds pour les chercheurs sur les formes chroniques de la maladie.

Les responsables de $Lyme ont délibérément et systématiquement exclu la plupart de ces articles scientifiques et médicaux de la majorité des Recommandations nationales sur Lyme et des structures encadrant la pratique médicale.

En 2017 et 2018, les gouvernements canadien et anglais ont intentionnellement faussé l'élaboration des recommandations de Lyme en écartant les résultats de recherches fondamentales de premier plan parce qu'elles n'avaient pas été rédigées par un expert de leur pays ou n'avaient pas porté sur des habitants du pays, ou tout simplement que la recherche avait été publiée avant une date décidée arbitrairement.

Les agents pathogènes *Borrelia* responsables de la maladie de Lyme et des maladies apparentées feraient-ils des distinctions entre les nationalités? L'absurdité de l'exclusion d'études populationnelles – surtout devant la diversité ethnique et raciale au Canada et au Royaume-Uni - est un cas étonnant d'impunité et va à l'encontre des normes de toute revue de la littérature médicale et scientifique.

En plus d'évincer des acquis scientifiques, d'autres tactiques sont utilisées pour maintenir la domination de $Lyme. Ainsi les poursuites judiciaires au Canada, aux États-Unis et en Grande-Bretagne bafouent des lois, des règlements, des normes de transparence, de responsabilité ou de représentativité d'acteurs divergents. En tout cas, les questions critiques essentielles sont ignorées et la participation des parties prenantes n'est que simulacre.

GROUPE FÉDÉRAL AMÉRICAIN DE TRAVAIL SUR LES MALADIES TRANSMISES PAR LES TIQUES

Le Groupe fédéral américain travaillant sur les maladies transmises par les tiques (TBDWG) a utilisé des techniques similaires en 2017 et en 2018. Son rapport au Congrès met en avant le statu quo. Il montre que les personnes souffrant d'un Lyme chronique et compliqué sont atteints d'un trouble psychosomatique trivial. Le dossier indique explicitement que le groupe de travail n'a aucune opinion sur la fraude médicale ou sur la façon dont les médecins traitant des patients souffrant de la maladie de Lyme persistante sont attaqués.

Rapport du groupe de travail au Congrès:
(p. 63):*"Les médecins qui suivent les recommandations de l'ILADS sont souvent critiqués par leurs confrères et pénalisés par les associations médicales d'État, si bien que beaucoup*

d'entre eux évitent de traiter les patients atteints de maladies chroniques.

(p. 75):*"Les médecins ne s'entendent pas sur le nom à donner à la maladie. Certains l'appellent <maladie de Lyme chronique>, d'autres <syndrome post-Lyme> et d'autres encore prétendent que la maladie <n'existe que dans la tête de leurs patients>.*

Ce rapport ne représente pas une prise de position particulière sur ces questions. En fait, cette attitude n'est pas neutre ; elle montre que le groupe de travail a été influencé par $Lyme pour défendre le statu quo.

(p. 82):*"Nous nous faisons un devoir d'être transparents dans toutes nos activités et de respecter nos engagements envers nous-mêmes et les autres."*

En septembre 2018, le groupe avait publié moins de 5 % des commentaires reçus. En outre, l'un de ses sous-comités avait même annulé la présentation des codes CIM sans donner de raison. Si les représentants d'État chargés d'appuyer le groupe de travail ont déclaré avoir reçu les observations relatives aux droits de l'Homme, par contre les commentaires sur les violations des droits de l'Homme ont été soustraits à l'opinion publique.

Les comités consultatifs fédéraux sont tenus de faire des comptes-rendus officiels et des vidéos de leurs réunions publiques. Le groupe de travail n'a pas rempli son obligation de publier les comptes-rendus de la majorité des réunions publiques. Les vidéos promises ont été archivées en lieu sûr, inaccessibles au public. Ces actions violent la pratique normale de transparence des comités consultatifs fédéraux.

Le public se voit refuser l'accès à des moments embarrassants et révélateurs, comme la réaction du groupe de travail face à la **famille Bruzzese**. Lors de la séance publique des 15 et 16 mai 2018, un sous-comité a recommandé de nouvelles lois pour protéger les personnes atteintes de la maladie de Lyme chronique et de ses complications. Le père de Julia Bruzzese a expliqué les violations évidentes de la loi américaine en faveur des personnes handicapées (ADA), en refusant à sa fille le traitement de Lyme et des autres maladies transmises par les tiques. Six membres de la famille Bruzzese ont aussi témoigné sur ces violations des droits humains dont Julia était victime.

Suite aux dépositions, les membres du groupe de travail ont déclaré que la loi américaine était suffisante pour protéger les personnes atteintes de handicaps liés à la maladie de Lyme. Le groupe de travail a ensuite supprimé des sections de Recommandations du sous-comité contenant des garanties spécifiques pour les personnes souffrant de la maladie de Lyme chronique. Il a ensuite décidé que ces recommandations révisées en 2018 ne nécessitaient pas l'attention du Congrès.

Lyme se caractérise aussi bien par la fraude scientifique et médicale que par des pratiques commerciales opportunistes et prédatrices ainsi que de la désinformation continue.

La charte légale du groupe de travail exige la présence de sept membres fédéraux, or la vice-présidente Kristen Honey, a prétendu être l'un des sept membres fédéraux requis alors qu'elle était employée à l'Université Stanford. De ce fait, le groupe de travail ne semble pas répondre aux exigences de sa charte légale.

Parallèlement, elle a fait la promotion de la marque *Lyme Innovation* pour promouvoir à la fois le groupe de travail et son brevet personnel, qui prétend "guérir Lyme".

(p. 82 suite):*"Nous sommes honnêtes, civils et éthiques dans nos activités, dans notre langage et dans nos interactions avec nos collègues et associés. Nous attendons de tous (...) qu'ils ne manipulent pas les faits et les données dans un but particulier. "*

Or la vice-présidente Kristen a offert une place dans le groupe à un activiste, défenseur des malades, en lui demandant de recruter des leaders lymés reconnus pour la soutenir, ainsi qu'un projet non dévoilé. En plus de cette place offerte, d'autres faveurs devaient attirer davantage d'activistes.

Des efforts importants semblent avoir été faits pour protéger ce groupe de travail. Des avocats ont été recrutés pour faire taire ceux qui critiquaient l'influence exercée par l'IDSA sur le groupe, biaisant les travaux, et le manque de transparence. Il y a eu des mensonges et des attaques personnelles contre des défenseurs de malades dans plusieurs institutions.

Le groupe de travail fait la promotion de Centres d'excellence pour la recherche et le traitement de la maladie de Lyme. Dans les discussions publiques sur ces centres, aucun engagement n'a été pris pour évaluer les conditions, notamment financières, de l'accès aux soins.

Les descriptions orales de ces centres par les membres du groupe de travail présentent des établissements pour des personnes atteintes d'une ***maladie chronique*** mais sans priorité pour les patients de Lyme. Elles mentionnent un examen initial du patient, d'une durée de quatre heures, et la promotion de certaines thérapies et pratiques dont peu d'entre elles sont couvertes par les assureurs.

Ces déclarations suggèrent bien que l'accès à ces centres d'excellence sera limité à ceux qui ont les moyens de payer ; ils pourraient bien être des centres de profit pour ceux qui sont membres du groupe de travail.

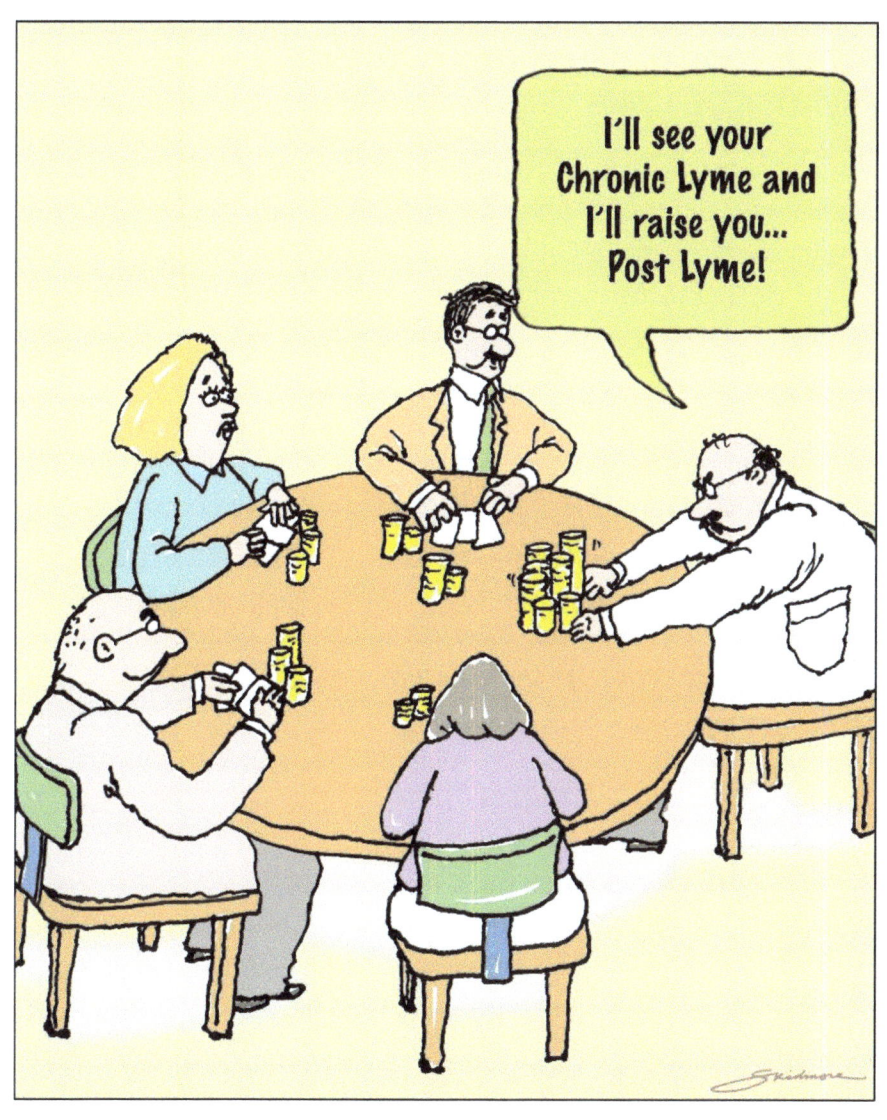

Fig. 17 - Je vais examiner votre *Lyme Chronique* et je pourrai vous élever au statut de *Post Lyme* ![44]

---

44) Raise: terme de poker pour " je surenchéris " [NdT]

GROUPES DE DÉFENSE DES DROITS DES MALADES DE LYME

Les alliés de $Lyme ont résolument ignoré les informations cohérentes diffusées dans le monde entier sur les codes révolutionnaires de la CIM-11. Certains organismes à but non lucratif de Lyme ne semblent pas tenir compte délibérément de ces renseignements.

Pour beaucoup de maladies, des associations de défense des malades sont fausses, infiltrées ou compromises. On les trouve souvent dans les maladies à coûts médicaux élevés, où les profiteurs doivent protéger leurs bénéfices. Ces organisations appelées *Astroturf* (désinformation populaire planifiée) [45] incluent de faux groupes de patients pour la maladie d'Alzheimer et la sclérose en plaque (SEP). Elles sont presque exclusivement financées par une industrie pharmaceutique qui vise à maintenir ou à accroître sa part de marché auprès de ses clients.

$Lyme infiltre ou influence ainsi les organisations de malades. Bien des organismes caritatifs sans but lucratif, sponsorisés, dans le monde entier, prétendent représenter les personnes atteintes de la maladie de Lyme et des maladies transmises par les tiques.

---

45) L'*astroturfing* est une forme de désinformation (*fake*) concernant les techniques de communication publicitaire ou politique sur l'opinion publique. Aux Etats-Unis cette manipulation fait référence à la pelouse artificielle de la marque « Astro Turf » utilisée dans les stades. Elle cherche à simuler un mouvement citoyen de la base. En France et ailleurs, ce sont les *hackers* ou militants qui agissent sur les réseaux sociaux sous forme de *tweet* et autres moyens [NdT].

La transparence dans le financement des organismes à but non lucratif n'est pas seulement perçue comme une nécessité éthique, elle est exigée par la loi. Après tout, la plupart des gens veulent savoir qui finance une organisation et où va l'argent. Les organismes honorables à but non lucratif et de bienfaisance fournissent régulièrement des renseignements, plus nombreux et plus détaillés que la loi ne l'exige.

Selon le Conseil national des organismes à but non lucratif:
" les dirigeants des organismes à but non lucratif savent que la transparence financière contribue à maintenir la confiance fondamentale que chaque donateur place dans l'organisme par son don...Pour gagner la confiance grâce à la transparence financière et à la responsabilité, il faut plus que ce que la loi exige.".

La plupart des organismes à but non lucratif adoptent et publient une politique sur les conflits d'intérêts et avec d'autres renseignements financiers sur leur site web, tels qu'une copie du formulaire 990 de l'IRS (*Internal Revenue Service*)[46] rempli par l'organisme, ou encore des bilans financiers vérifiés et des rapports annuels, le cas échéant.

Par contre, il y a des organismes caritatifs de Lyme douteux dont les financements sont importants mais les sources inconnues. Ces sociétés de Lyme à but non lucratif et soit-disant de bienfaisance ont d'autres caractéristiques: la plupart d'entre elles n'encouragent pas les patients à revendiquer leurs droits à un diagnostic et un traitement conformes aux données internationales de la science.

---

46) Le <Formulaire 990 de l'IRS> correspond à une déclaration d'impôt, pour les organismes exonérés [NdT].

Leurs sites web fournissent des conseils d'auto-assistance tels que " *comment se comporter face à la maladie* " mais peu ou pas d'aide pour prévenir la marginalisation médicale. Ils n'encouragent pas leurs membres à intenter une action en justice contre ceux qui bafouent les droits de l'Homme. Ils ne font que très peu de propositions concrètes pour changer les comportements abusifs du personnel médical et des établissements qui font obstacle au diagnostic et au traitement.

La plupart de ces organisations entretiennent des relations étroites avec les acteurs gouvernementaux, responsables des recommandations et des politiques nuisibles de $Lyme. Souvent ils sont choisis par de puissants alliés de $Lyme pour représenter les patients tout en déviant leurs attentes. Ils recommandent que les malades acceptent les recommandations de Lyme, les rapports aux parlements et autres documents percutants qui maintiennent le statu quo néfaste.

Ils utilisent souvent certaines tactiques pour réduire les demandes des patients. Par exemple, des patients britanniques atteints de Lyme se sont fait dire par une association de Lyme qu'ils devaient accepter des soins pour handicapés, au lieu de soins médicaux améliorés, sous le prétexte qu'ils ne recevraient jamais plus qu'une courte cure d'antibiotiques.

Certains organismes américains de Lyme à but non lucratif ont déclaré que le manque de transparence autour du groupe de travail n'était pas un problème, car il représentait les malades. On a demandé aux patients d'appuyer les progrès réalisés par le groupe de travail, bien qu'il ne préconise pas de leur donner un accès immédiat à des options diagnostiques et thérapeutiques conformes aux données de la science.

Certains organismes de Lyme à but non lucratif demandent aux patients d'appuyer le projet de loi 5878 de la Chambre des Représentants, qui vise à établir une stratégie nationale pour lutter contre la maladie de Lyme et d'autres maladies transmises par les tiques ainsi qu'à d'autres fins.

Selon ce projet de loi, le groupe de travail jouera un rôle influent dans les flux de trésorerie futurs.
> " *Le Secrétariat peut accorder des financements ou conclure des contrats ou des accords de coopération avec des entités publiques ou privées à but non lucratif pour la réalisation des activités visées au présent paragraphe.* "

Tous les sous-comités du groupe de travail avaient des domaines de travail clairement définis, notamment l'examen des efforts du gouvernement fédéral en ce qui concerne les maladies transmises par les tiques.
- Pourquoi le sous-comité du groupe de travail « Accès aux soins et soutien aux patients » a-t-il dévié de sa tâche en identifiant et en listant les organismes de Lyme à but non lucratif dans son rapport au groupe de travail?
- Cela a-t-il été fait pour permettre à ces organismes à but non lucratif de recevoir des subventions en vertu de la loi ? La plupart d'entre eux ont des représentants au sein du groupe de travail et des sous-comités.

- Le groupe de travail a-t-il décidé d'inclure cette liste d'organismes sans but lucratif dans son rapport au Congrès pour promouvoir l'Alliance $lyme?

Suite à l'annonce de la CIM-11 et aux changements apportés aux codes Lyme, plus d'un million de visites ont été signalées sur mon site web. Des centaines de groupes de soutien aux patients et des milliers de représentants de patients et de professionnels de la santé ont échangé l'information sur la nouvelle codification CIM-11 Lyme dans le monde entier.

Chaque semaine, je reçois des centaines de questions de patients de différents pays, sur la façon dont ces codes peuvent être utilisés, pour l'accès aux traitements, le remboursement des soins ou la modification des politiques et recommandations de Lyme.

Aucune question de la part d'un membre de ces grands
" *groupes bien dotés de soutien aux patients* " ! En date du 20 septembre 2018, ces associations n'avaient rien publié pour leurs patients sur les codes Lyme de la CIM-11. Leur réponse à ces validations historiques et novatrices de l'OMS a été ...
un silence de mort.

La famille $Lyme comprend que ces nouveaux codes confirment les preuves scientifiques qu'ils ont supprimées ; et de plus ils mettent en péril les sources de revenus et/ou le statut de nombreux acteurs dans le monde de $Lyme. Ils sont également conscients que ces informations sont diffusées dans le monde entier par l'OMS et que les détails sont accessibles à toute personne souhaitant consulter la plate-forme numérique CIM-11 de l'OMS.

Ils ne peuvent rien faire pour effacer la vérité ; une vérité qui prouve leur propagande et leur corruption.

Les codes CIM-11 du Lyme sont une gifle pour ceux qui sont au pouvoir et menacent même la nébuleuse $Lyme toute entière. Citons le responsable du ministère de la santé au Libéria:"*Ils ne pourront plus cacher la vérité très longtemps.*"

Ces modifications des codes montrent qu'il y a trop de personnes à différents niveaux, y compris dans des rôles décisionnels, qui connaissent la réalité sur cette maladie et sa pandémie.

L'Organisation mondiale de la santé n'est pas disposée à un consensus en faveur d'un changement tant qu'il n'y a pas une adhésion mondiale pour le changement.

MAIS $LYME A PERDU SON EMPRISE MONDIALE.

MANIPULATION ET DÉNI AUTOUR DE LA CIM

L'extension des codes Lyme de la CIM peut apporter d'énormes avantages aux patients et aux médecins en améliorant l'accès au diagnostic et au traitement à l'échelle mondiale.

Cependant il y a, au niveau national, un certain nombre de défis concernant la CIM. Les États-Unis, le Canada et l'Australie modifient toujours les codes CIM. Bon nombre de ces changements visent à préciser les mots pour assurer le remboursement. Dans le cas du Canada, la situation est plus complexe et semble être encore fermement sous le sinistre contrôle de $Lyme.

Contrairement à la plupart des pays où la CIM est administrée publiquement, les codes canadiens sont sous la responsabilité de l'Institut canadien d'information sur la santé (ICIS). Un rapide examen institutionnel de cet institut montre que cet organisme indépendant à but non lucratif pourrait être un front *Astroturf* pour le gouvernement canadien. Le conseil d'administration de l'ICIS est composé presque exclusivement de représentants gouvernementaux des principales agences de santé. Cet arrangement profite au gouvernement canadien. En effet, s'il restait gérant des codes, il serait contraint par la loi de consulter des partenaires publics variés et de justifier toute modification apportée à la CIM.

Toutefois, un organisme à but non lucratif indépendant, agissant comme sous-traitant du gouvernement, n'est pas assujetti à de telles contraintes. L'ICIS peut donc mettre en œuvre n'importe quelle politique gouvernementale liée à la CIM, loin du contrôle public. Ces politiques comprennent la déclaration ou non des cas de Lyme et le non remboursement des coûts qui en résultent.

La version CIM-10, en vigueur depuis une dizaine d'années décrivait trois complications de Lyme. Il s'agit notamment:
  M 01.2 Arthrite de Lyme
  G 01   Méningite de Lyme
  G 63.0 Polyneuropathie de Lyme.

Toutefois, sous le contrôle du conseil d'administration de l'ICIS et des représentants du gouvernement, la version canadienne de la CIM-10 ne fait aucune référence à ces trois complications et ne mentionne que le code A 69.2 « Maladie de Lyme et Lyme disséminé, sans précision ». Cela montre que depuis plus d'une décennie, on n'a probablement pas recueilli de données sur les Canadiens atteints de méningite, d'arthrite ou de polyneuropathie dues à la maladie de Lyme et que ceux qui en souffrent sont ignorés.

Pour un organisme indépendant à but non lucratif, l'ICIS a un pouvoir étonnamment important sur le système de santé canadien. Selon le site web de l'ICIS, il est responsable de la gestion de la CIM-10-CA (CIM-10 canadienne). Toutes les améliorations, suppléments et errata ne sont officiels que s'ils sont approuvés par l'ICIS.

Les assurances de santé américaines jouent un rôle central dans le non remboursement des traitements pour la maladie de Lyme. Malgré les codes CIM en vigueur, elles semblent avoir recours à des comparses médicaux professionnels comme experts pour réfuter le diagnostic. Le rejet du diagnostic fait, qu'en cas de poursuite du traitement, le coût est à la charge du patient.

Il y a d'autres lieux où la vérité, représentée par la CIM-11, est mise à mal par les intérêts bien enracinés de $Lyme. Ce sont les amphithéâtres des universités où se déroule la formation médicale, ainsi que le nombre croissant de journaux médicaux sous l'emprise de la spéculation financière médicale et scientifique. Les alliés de $Lyme peuplent ces amphithéâtres, comme les champignons colonisent le bois pourri, suite à des décennies de partialité, lors de la distribution de financements pour la recherche et lors de l'évaluation des publications. Malgré les soutiens financiers et les traitements faveur, la propagande de $Lyme perd du terrain: la nouvelle CIM-11 en est la preuve évidente !

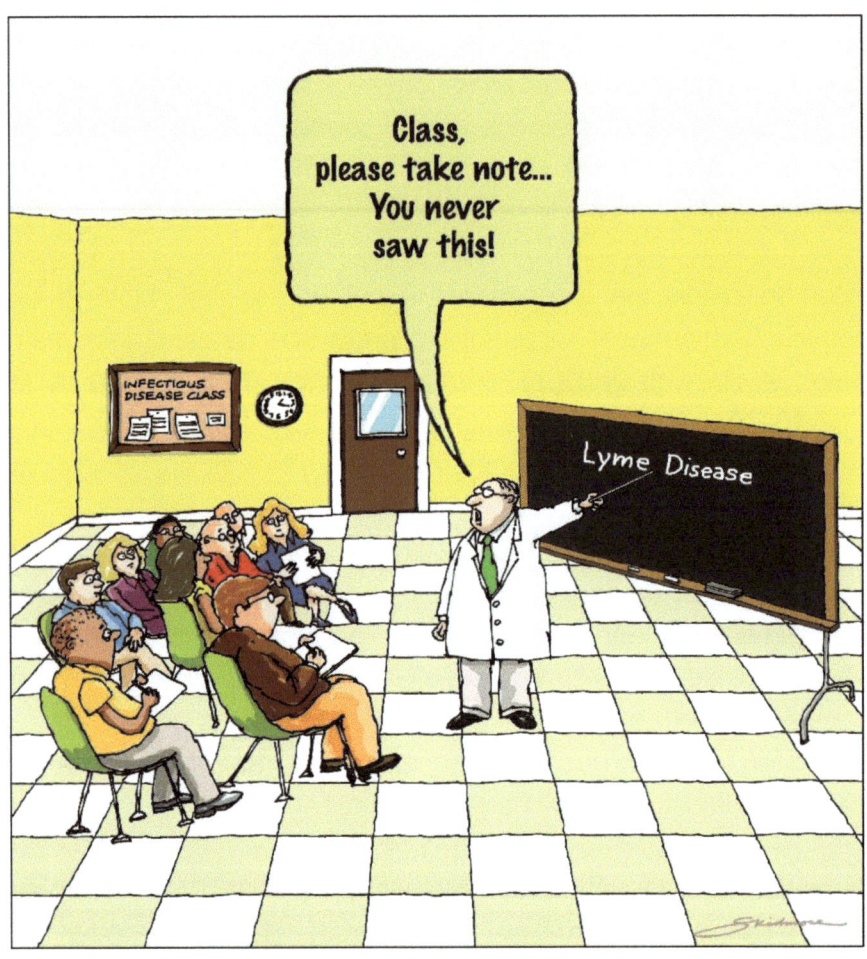

Fig. 18 - Cours de maladies infectieuses.
Étudiants, veuillez prendre note ...
Vous n'avez jamais vu ceci: maladie de Lyme

Fate loves the fearless.
Le destin aime les intrépides.
James Russell Lowell

SIXIÈME PARTIE

MOBILISATION MONDIALE

Realize that everything connects to everything else.
Se rendre compte que tout est lié
Léonard de Vinci

CHAPITRE 14: OPPORTUNITÉS MONDIALES

$Lyme n'échappera pas à la CIM-11 et ne se cachera plus. L'OMS a validé que la maladie de Lyme est une maladie grave, potentiellement mortelle qui endommage le système nerveux central et peut causer de multiples complications invalidantes tardives.

Les organismes américains tels que la Société des maladies infectieuses (IDSA), le Centre de contrôle et de prévention des maladies (CDC), le Département de la Défense (DOD), la plupart des gouvernements et sociétés médicales du monde entier ont participé au déroulement de la CIM-11. Par conséquent, les représentants des alliés des protagonistes présents (IDSA, CDC et $Lyme) qui rejettent les complications de Lyme mentionnées dans les dernières codifications de la CIM-11 apparaissent stupides, non professionnels et corrompus.

Il y a des raisons à ce que la nouvelle classification de l'OMS soit plus crédible que nombre de directives Lyme. Contrairement à tous les autres organismes (CDC, IDSA, Groupe de travail « *Tickborne diseases working group* » mis en place par le Ministère de la Santé US), l'OMS a des exigences strictes en matière de transparence et de représentation, ce qui rend presque impossible de faire disparaître les documents saisis, d'étouffer la science et d'ignorer les critiques.

Cette validation et ces informations sur la CIM-11 sont désormais utilisables par les militants pour renverser les recommandations et les pratiques interdisant l'accès au diagnostic et au traitement aux patients atteints de la maladie de Lyme. Les codes-Lyme de la CIM-11 sont exploitables pour développer une stratégie globale de défense des droits des malades contre la machine infernale mondiale de $Lyme, actuellement en difficulté.

CONNAÎTRE LES CODES ET LES UTILISER

Les codes CIM sont largement répandus dans le monde entier et peuvent être utilisés comme langage universel pour ceux qui s'opposent à la marginalisation médicale et aux violations des droits de l'Homme des personnes atteintes de la maladie de Lyme et de troubles connexes.

Pour ce faire, les codes doivent être connus et diffusés auprès des médecins, des malades, des soignants, des décideurs, du gouvernement et des représentants élus. De nombreux responsables reconnaissent la pertinence de l'OMS et sont prêts à aborder les thèmes soutenus par l'OMS. Les codes de Lyme peuvent aider les défenseurs à élaborer un programme stratégique pour le changement.

Cet ouvrage fournit des justifications et des détails pour la présentation de la CIM-11 d'une maladie *difficile à diagnostiquer, à traiter et à guérir*. Les arguments et les images de ce livre sont des outils utiles pour diffuser les nouvelles données sur Lyme dans la CIM-11.

Les patients doivent apporter des copies des codes de Lyme de la CIM-11 à leur médecin et montrer que l'OMS a reconnu que la maladie de Lyme chronique peut entraîner de graves complications. Ceux dont les tests sont négatifs doivent exiger un diagnostic clinique et l'accès à un traitement si nécessaire.

L'approche la plus efficace est d'utiliser le langage des droits de l'Homme pour éviter la spirale sans fin du débat médical restrictif. Mettre l'accent sur l'accès au diagnostic et au traitement pour tous, par opposition à des prestations coûteuses pour quelques riches privilégiés, permettra d'obtenir un soutien plus large.

Enfin, la quête " d'un avenir meilleur " ne doit pas occulter la nécessité de s'occuper en priorité, au présent, des besoins et des souffrances. Ne vous laissez pas berner par les promesses d'une recherche future, l'accès immédiat aux options de diagnostic et de traitement conformes aux données de la science nationales, régionales ou internationales, est un droit humain.

Vous n'avez pas à choisir entre la recherche et le traitement !

EXIGER UN CHANGEMENT IMMEDIAT DE CAP POLITIQUE

Les données scientifiques à l'appui des modifications apportées à la classification des codes CIM-11 sont à utiliser immédiatement pour exiger des changements des recommandations. La maladie de Lyme et les infections apparentées peuvent simuler beaucoup de maladies chroniques inflammatoires, auto-immunes ou dégénératives (NdT). Les deux exemples suivants ont été choisis en raison de leur importance pour le grand public.

1) Prévention de la démence, de la maladie d'Alzheimer et d'autres maladies neurodégénératives

La maladie d'Alzheimer, la démence ou de nombreuses maladies neurodégénératives comme la sclérose en plaque (SEP), la maladie de Parkinson, la sclérose latérale amyotrophique (SLA), sont des maladies dont le nombre est en pleine augmentation. Les alliés de $Lyme, ainsi que les personnes mal informées, prétendent qu'il n'existe aucun remède pour les soigner. La CIM-11 offre un moyen clair d'aborder ce scénario désespéré en reconnaissant.

6D 85.Y   Démence due à la maladie de Lyme

8A 45.0Y   Démyélinisation du système nerveux central due à la maladie de Lyme.

La prévention de la démence, de la maladie d'Alzheimer et d'autres maladies neurodégénératives a besoin de nouvelles politiques de santé publique:

* Pas d'obstacle à un diagnostic de Lyme pour les personnes atteintes de démence, d'Alzheimer, de

sclérose en plaques, de sclérose latérale amyotrophique et/ou de maladie de Parkinson.

* Ces mêmes personnes, en raison de la non fiabilité des tests de dépistage de la maladie de Lyme, doivent avoir la possibilité de recevoir un traitement antibiotique d'épreuve à visée diagnostique de la maladie de Lyme (l'absence de réaction au traitement d'épreuve peut seul écarter la cause bactérienne).

* Pas d'obstacle au traitement de la maladie de Lyme pour les personnes ayant reçu un diagnostic de SEP, de SLA, de maladie de Parkinson, de démence et/ou de maladie d'Alzheimer.

* Pas d'obstacle au diagnostic clinique de la borréliose de Lyme et à l'accès aux soins répondant aux données de la science qui arrêtent ou ralentissent les manifestations de la SEP, de la SLA, de la maladie de Parkinson, de la démence et/ou de la maladie d'Alzheimer.

2) Prévention de la maladie de Lyme et pas seulement des piqûres de tiques !

Jusqu'à présent, la Prévention de la maladie de Lyme s'est surtout concentrée sur la prévention des piqûres de tiques. Selon les codes de la CIM-11 de l'OMS la classification **1C1 G.2** Lyme congénital reconnaît que le Lyme peut être transmis de la mère à l'enfant [47].

Cette " Prévention du Lyme " nécessite de nouvelles mesures de politique sanitaire.

---

47) La borréliose congénitale a été retirée, sous pression canadienne, de la CIM-11 ([NdT].

* Pas d'obstacles au *diagnostic* de la maladie de Lyme pour les femmes enceintes ou qui prévoient de l'être.

* Pas d'obstacles au *traitement* de la maladie de Lyme pour les femmes enceintes et celles qui prévoient de l'être.

* Pas d'obstacles au diagnostic clinique de la borréliose de Lyme et à l'accès à des traitements répondant aux données internationales de la science, qui augmentent les chances d'avoir des bébés, des mères et des enfants en bonne santé.

MOBILISATION MONDIALE

Les avantages des nouveaux codes médicaux ne s'appliqueront que si les malades, les défenseurs des droits, le personnel médical et scientifique, les décideurs politiques sont informés et unissent leurs forces pour exiger la prévention des complications potentiellement mortelles, le diagnostic et le traitement des infections sous-jacentes.

L'intégration de ces connaissances dans les directives sanitaires mondiales doit commencer *maintenant*.

L'épidémie mondiale de la maladie de Lyme exige une réaction de grande ampleur de la part de nombreux secteurs sociétaux, des institutions gouvernementales et pas seulement des responsables de la santé publique. Cette approche globale est nécessaire parce que $Lyme a abusé et corrompu de nombreuses institutions-clés au-delà du secteur de la santé.

Voir la liste complète des actions recommandées par la *Dream Team* internationale en 2016. Celles-ci peuvent être utilisées par les militants locaux, nationaux, régionaux et mondiaux pour apporter des changements et recevoir le soutien de groupes en dehors des associations de patients. Il s'agit notamment des écoles, des clubs sportifs, des associations d'agriculteurs, des clubs de chasse, des jardiniers paysagistes, des entreprises locales, des politiciens locaux, etc.

APPEL

Les dirigeants du monde médical, les scientifiques et les défenseurs des droits de l'Homme exigent des changements face à l'épidémie de la maladie de Lyme.

Médecins, scientifiques, juristes, juristes spécialistes des droits de l'Homme du monde entier exigent que les institutions-clés responsables de la santé publique et du bien commun reconnaissent la gravité de l'épidémie de la maladie de Lyme et y répondent.

Ils offrent les solutions suivantes aux institutions et expriment leur volonté de les soutenir dans la réalisation de ces objectifs.

1. Augmenter le financement public pour améliorer les tests de diagnostic de la maladie de Lyme et des maladies connexes. Une partie de ces fonds devra être réservée aux nouveaux innovateurs.

2. Évaluer, soutenir et accepter le diagnostic clinique de la maladie de Lyme et des maladies connexes jusqu'à ce que de tels tests soient disponibles.

3. Créer un cadre pour développer des tests diagnostiques novateurs afin de concurrencer les brevets et les réactifs du CDC et d'autres institutions détenant des brevets obsolètes.

4. Modifier les lois afin que les institutions gouvernementales et les fonctionnaires chargés de promouvoir l'innovation scientifique et médicale ne puissent être titulaires de brevets dans les domaines de la concurrence.

5. Mettre régulièrement à jour les codes CIM de l'OMS pour la maladie de Lyme et les maladies apparentées afin de refléter la complexité et la gravité de la maladie. Moderniser les codes CIM pour les autres borrélioses appelées fièvres récurrentes.

6. Utiliser les codes revisités de la CIM pour améliorer la qualité de la surveillance de la maladie du Lyme et des maladies connexes:
   - Informer la politique de santé publique
   - Renforcer la synergie "*Une seule santé*" promue par l'OMS- pour atteindre une santé optimale pour les personnes, les animaux et l'environnement.
   - Comprendre les impacts du changement climatique et s'y préparer

7. Exiger la reconnaissance officielle de la maladie de Lyme complexe et chronique et des maladies apparentées.

8. Exiger la reconnaissance officielle des handicaps physiques causés par la maladie de Lyme et les maladies apparentées.

9. Obliger les systèmes de santé nationaux et les assureurs à reconnaître et à traiter les formes complexes et persistantes de la maladie de Lyme et des maladies connexes. Les traitements admissibles comprennent ceux qui répondent aux critères de l'IOM (Institute of Medicine).

10. Arrêter de poursuivre les médecins qui appliquent les diagnostics cliniques et les traitements qui répondent aux critères de l'IOM, en matière de normes, pour élaborer des recommandations de pratique clinique dignes de confiance.

11. Punir le dénigrement, la diffamation, la stigmatisation et l'intimidation des patients atteints de la maladie de Lyme et de maladies connexes.

12. Intégrer le diagnostic différentiel de la maladie de Lyme et des maladies apparentées dans les examens médicaux standard dans les pays où ces maladies sont identifiées.

13. Intégrer les codes Lyme de la CIM-11 et les connaissances médicales qui s'y rapportent dans la formation des médecins, ainsi que celle des pharmaciens et des infirmiers.

14. Faire attention au diagnostic différentiel particulièrement problématique pour certains groupes, comme les personnes âgées. Ainsi les signes et symptômes non traités de la maladie de Lyme et des maladies apparentées peuvent imiter les maladies liées à l'âge comme l'arthrite, la démence, la perte de la vision ou de l'audition.

15. Respecter les droits des malades de pouvoir choisir leurs traitements et obliger les médecins à les informer sur les différentes options.

16. Accroître le financement public de la recherche axée sur le patient afin d'améliorer le diagnostic et le traitement de maladies telles que la maladie de Lyme, d'autres maladies transmises par les tiques ou les co-infections.

17. Porter l'attention publique sur la santé des enfants, car dans de nombreux pays, ils font partie des groupes les plus exposés à la maladie de Lyme et aux maladies apparentées, notamment sur les moyens de préserver leur santé à long terme.

18. Élaborer des plans dans les écoles publiques et les universités pour répondre aux besoins des étudiants vivant avec des formes complexes et persistantes de maladie de Lyme et de maladies apparentées.

19. Exiger des institutions publiques qu'elles formulent les réponses aux besoins des contribuables atteints de la maladie de Lyme ou d'une maladie semblable, ainsi qu'à leurs employés souffrant de cette maladie complexe.

20. Faire participer les entreprises et les sociétés privées à l'élaboration d'approches patronales pour aider les employés souffrant de problèmes ou de séquelles dus à Lyme.

21. Exiger que tous les comités gouvernementaux, responsables de la politique de santé et de la recherche sur la maladie de Lyme et les maladies apparentées, défendent les intérêts des patients et des prestataires de santé.

If you want to tell people the truth,
make them laugh,
otherwise they'll kill you.

Si tu veux dire la vérité aux gens,
fais les rire, sinon ils te tueront.
George Bernard Shaw

2020 Luché-Thayer Jenna
Edition: Books on Demand
12/14 Rond-Point des Champs-Elysées, 75008 Paris
Impression: Bod – Books on Demand, Norderstedt, Allemagne
ISBN: 9782322222605
Dépôt légal: mai 2020.

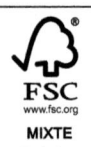